敲敲打打
激活你的
生命力

劉明軍、張欣著

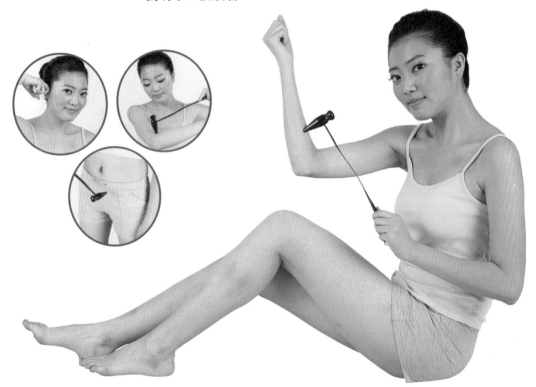

CONTENTS

目錄

PART 01　揭開敲打療法的神祕面紗

PART 02　認準穴位、用對穴位，效果立竿見影

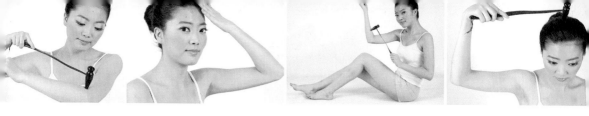

PART 03　敲打經絡穴位，養生保健不求人

PART 04　敲打消滅「辦公室裡的小毛病」

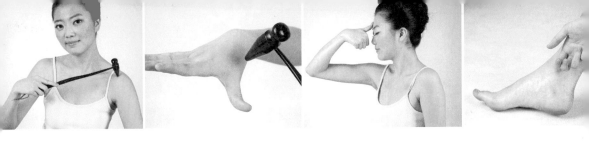

PART 05　敲敲打打，和疾病說「Bye bye」

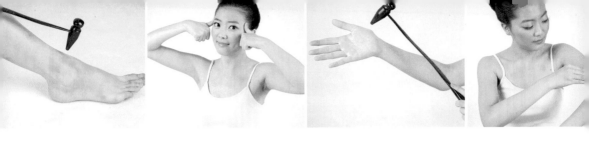

PART 06　每天勤做敲打操，敲打出美麗與健康

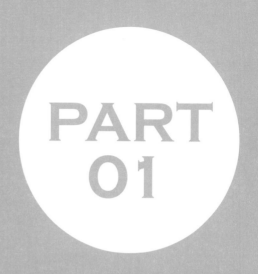

PART
01

揭開敲打療法的神祕面紗

經絡縱橫交錯，通達全身，外連肌膚、五官，內連臟腑，是人體的生命線。因為經絡是人體氣血循環的通道，一旦經絡不通、氣血運行受阻，那麼相應的臟腑和器官就會發生疾病。相應地，調節經絡也可以調理我們的氣血，進而調養我們的身體。敲打療法和其他經絡療法一樣起源於砭石療法，在中國已有幾千年的歷史。敲打具有效果顯著、操作簡單、經濟實用、應用廣泛的優點，幾乎無任何的副作用，是適合廣大中老年人治病、保健、養生的綠色療法。

一、久經流傳的敲打療法

敲打療法來源於民間，運用於民間，是人民在長期與疾病的抗爭中發現、發展並逐步完善的找出簡便有效的防治疾病之方法。因此，它能長期在民間廣為流傳和使用，深受廣大群眾和患者的歡迎。

敲打療法歷史悠久，源遠流長。《百病中醫民間療法》中提到：「在原始社會，由於科學知識缺乏，生產力落後，生活十分艱苦。與此同時，各種疾病流行肆虐，而且人類還經常會被各種野獸毒蛇所傷，或受到時氣的侵襲、戰爭的勞累以及傷害。限於無醫無藥，為了自身的生存和健康，人類不得不在搏鬥中利用割（割治）、擊（棒擊）、刺（刺血）、點（針）、捏（捏治）、刮（刮痧）、摩（按摩）和自採百草口服、外治等進行防病治病。並且在隨後的生產和捕獵的過程中，人們發現被某些東西擊打，反而治好了一些傷痛之疾。久而久之，便發現一些行之有效的手法去進行敲打治療。」這便是民間療法中敲打療法的起源，而敲打療法隨著其他民間療法的產生和形成，逐步發展起來。

隨著社會生產力的發展，防治疾病的醫療方法也得到了進一步的充實和發展，醫療方法變得多樣化，敲打療法便是其中的一種。早在晉代成書的《肘後備急方》就有指尖掐「水溝（人中）穴」救治昏迷不醒的病人的經驗記載。加之陰陽、五

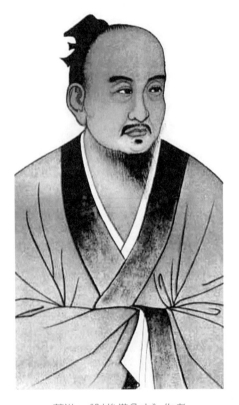

葛洪，《肘後備急方》作者

行、臟腑、經絡學說的形成，逐步確立了中醫民間療法的醫療體系，尤其是經絡學說的形成和發展、針灸學說的創立，更加奠定了敲打療法的理論基礎。所以說，敲打療法的發展，與中國其他療法一樣，源遠流長，絕非一人一時之發明。

古代醫家在臨床應用湯劑治病的同時，有的醫家也配合使用敲打療法，如《肘後備急方》等醫籍中就有不少敲打療法治病經驗的記載。早在兩千多年前成書的經典著作《黃帝內經》，集中醫學理論經驗之大成，內容豐富，涉及範圍廣泛，其中不乏針術記載。敲打屬於針術範疇，只是以物代針，故敲打療法與針灸療法同屬一源，均是以經絡學說為基礎。但《黃帝內經》的成書是集當時之先哲的經驗或轉述整理而成，故點穴療法必在《黃帝內經》成書之前。而敲打療法是一種先於針術而又始於針術的醫療方法。敲打療法在歷代勞動人民中，長期且廣泛流傳並沿用至今，成為群眾自我防治疾病的方法。

中華人民共和國成立以後，遵照毛澤東「中國醫藥學是一個偉大的寶庫，應當努力挖掘，加以提高」的指示，特別是改革開放以來，中醫事業得到了大力發展，屬外治法中的敲打療法，亦不斷得到改進與提升，敲打療法應用的範圍不斷擴展，療效也不斷進步。

隨著醫學科學技術的進步，有著數千年歷史的敲打療法，將會在我們的日常生活中發揮越來越多的作用。「良醫不廢外治」，我們深信，敲打療法在挖掘、整理和提高過程中，通過醫術界同仁和民間的共同努力，結合和借鑒現代先進科學技術，必將得到更大的發展與推廣普及，並能更好地為人民的衛生保健事業服務，造福於人民。

二、為什麼敲打能夠強身祛病

敲打療法是一種中國特有的治療疾病的手段。它是一種「從外治內」的治療方法，通過應用一定的手法作用於經絡、腧穴來治療全身疾病。在臨床上按中醫的診療方法找出病因，抓住疾病的關鍵，辨別疾病的性質，確定病變屬於哪一經脈，哪一臟腑，辨明它是屬於表裡、寒熱、虛實中哪一類型，做出診斷後，進行相應的配穴處方，進行治療。通過敲打手法可通經脈、調氣血，使陰

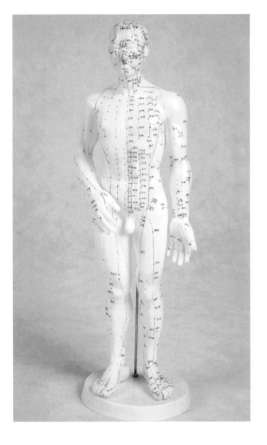

陽歸於相對平衡，使臟腑功能趨於調和，從而達到防治疾病的目的。

敲打療法是根據祖國傳統醫學的觀點，結合現代醫學理論，進行有機結合和辨證施治的方法。根據《靈樞‧本藏》中說：「人之血氣精神者，所以奉生而周於性命者也，經脈者，所以行血氣而營陰陽，濡筋骨利關節者也」。它闡述了人體的氣、血、精、神是奉養生命，維持功能活動的根本物質；經絡的作用則是通行氣血，營運陰陽，以濡潤筋骨而滑利關節。又據《靈樞‧經別》所述：「十二經脈者，此五臟六腑之所以應天道」，意思是說十二經脈能把人體內的臟腑功能活動與外界周圍環境的變化相聯繫。因此，經絡在正常生理情況下，是運行營衛氣血的通路，它內聯五臟六腑，外絡肢節，網路周身，使人體成為一個完整的統一體；在病理上也是表裡關係，表證傳裡，裡證達表，相互傳遞的通路，相互影響，相互作用，構成統一關係。人體如果表裡不相適應，陰陽不達平衡，臟腑經絡功能失調，就會出現某些疾病。

在正常情況下，人體內各種組織臟器的功能活動，都保持著有機的協調，即陰陽處於相對平衡協調的狀態。但這種協調關係如因某種因素受到損害時，陰陽就會失去相對的平衡，然後就會發生疾病。此時應選用適當的敲打手法，通過刺激穴位，運行氣血，以增補人體正氣，驅祛邪氣，以達到治病健身的作用。

用現代醫學科學的觀點看，敲打療法的治病作用機理，可能主要是通過刺激穴位來調節腦神經系統的功能，反射性地改善病變部位的血液循環和新陳代謝，促進病變部位組織細胞的恢復和再生，從而達到痊癒疾病的目的。

敲打療法由「敲」和「打」構成，是中醫學的重要組成部分之一，其內容包括敲打原理、經絡、穴位、敲打手法等，在形成、應用和發展的過程中，具有鮮明的中華民族文化與地域特徵，是基於中華民族文化和科學傳統產生的寶貴遺產。

三、敲打都有哪些令人稱奇的功效

表1-1   **敲打功效詳解表**

調和陰陽，平衡機體	敲打療法治病的關鍵在於調節陰陽的偏勝與偏衰，使機體陰陽調和，保持精氣充沛，「形氣相合，神氣記憶體」
扶正祛邪，調和營衛	敲打療法具有扶正祛邪作用，具體表現為補虛瀉實
疏通經絡，活血化瘀	敲打療法通過刺激穴位，具有疏通經絡、調理氣血的作用，這也是其獨特的作用
理筋正骨，整形復位	敲打療法通過分筋、順筋、點壓敲揉等操作手法，能使「偏者順，離者複」
增強免疫，強身健體	敲打療法有增強血液循環，調節臟腑功能，促進機體代謝，恢復機體陰陽的相對平衡，提高機體的整體素質和抗病能力
美容養顏，減肥瘦身	敲打療法，有調和氣血、平衡陰陽、增強血液循環、促進新陳代謝的作用，可以起到美容的效果

1. 調和陰陽，平衡機體

在正常情況下，人體中陰陽兩方面處於相對平衡狀態，保持人體中各組織、器官、臟腑的正常生理功能。若人體的陰陽失去平衡，發生偏盛或偏衰，就會發生疾病，進而陰陽分離，人的生命也就停止了。既然陰陽失調是疾病發生發展的根本原因，那麼調理陰陽，使失調的陰陽向著協調方面轉化，恢復陰陽的相對平衡，是治療的關鍵所在。

敲打療法的治療作用首先在於調和陰陽，這就是說敲打療法治病的關鍵在於調節陰陽的偏勝與偏衰，使機體陰陽調和，保持精氣充沛，形氣相合，神氣

記憶體。敲打療法調和陰陽的作用，基本上是通過經絡、腧穴配伍和敲打手法來實現的。如胃火熾盛引起的牙痛，屬陽熱偏盛，治宜清瀉胃火，取足陽明胃經穴內庭，敲打刺激，以清瀉胃熱。寒邪傷胃引起的胃痛，屬陰邪偏盛，治宜溫中散寒，取足陽明胃經穴足三里和胃經之募穴中脘，敲打刺激，以溫散寒邪。腎陰不足，肝陽上亢引起的眩暈，屬陰虛陽亢證，本著「陽病治陰，陰病治陽」的原則，治宜育陰潛陽，取足少陰經穴太溪，補之；取足厥陰肝經穴行間，瀉之，以協調陰陽。

　　此外，由於陰陽之間相互化生，相互影響，故治陰應顧及陽，治陽應顧及陰，所以又有「從陰引陽，從陽引陰」等方法。這些方法的核心仍是調和陰陽。敲打療法對各個器官組織的功能活動均有明顯的調整作用，特別是在病理狀態下，這種調節作用更為明顯。一般來說對於亢進的、興奮的、痙攣狀態的組織器官有抑制作用，而對於虛弱的、抑制的、弛緩的組織器官有興奮作用。這種調節是良性的、雙向性的。這就是敲打療法能治療多種疾病的基本原因之一。如果將組織器官的病理失調與陰陽理論聯繫起來，均可用陰陽解釋，所以說敲打療法調節了病理性失調，也就是調節了陰陽的失調。

2. 扶正祛邪，調和營衛

　　疾病的發生，關係到人體正氣和致病因素（邪氣）兩個方面。所謂正氣，即是指人體的機能活動和其抗病能力。所謂邪氣，是與正氣相對而言，即泛指對人體有害的各種致病因素，如外感六淫、痰飲、瘀血和食積等。當人體的正氣不足以抵禦外邪，或病邪侵襲人體的力量超過了人體的正氣時，即可發生疾病。

　　疾病的過程，就是邪正相爭的過程，治療疾病就是要扶助正氣，祛除邪氣，改變正邪雙方的力量對比，使之有利於向痊癒方面轉化。

　　敲打療法具有扶正祛邪作用，具體表現為補虛瀉實。敲打療法的補虛瀉實體現在兩個方面：一是敲打手法，古今醫家已總結出多種敲打手法；二是腧穴配伍，經過長期大量臨床經驗總結，不少腧穴其補瀉作用各異，如膏肓、氣海、關元、足三里、命門等穴，有補的作用，多在扶正時應用；而十宣、中極、水溝，有瀉的作用，多在祛邪時應用。現代的臨床實踐和實驗研究證明，針灸能夠增強機體的免疫功能，抵抗各種致病因素的侵襲，而這種作用與中醫的「扶正祛邪」理論相似。

3. 疏通經絡，活血化瘀

經絡氣血失調是疾病產生的重要病理變化之一。經絡氣血偏盛可引起有關臟腑、器官、循行部位的功能亢盛；而經絡氣血偏衰則可出現功能減退性疾病；經絡氣血逆亂，可致昏厥；經絡氣血運行阻滯，不通則痛，故引起疼痛。敲打療法通過刺激穴位，達到疏通經絡、調理氣血的作用，這也是其獨特的作用。如陽明經氣偏盛引起的身熱、口渴，可取陽明經內庭、曲池瀉熱止渴；陽明經氣偏衰引起的身寒，可取陽明經足三里、合谷溫補之。再如足陽明胃經濁氣上逆，引起嘔吐，清氣不升引起的腹瀉、腹脹等症，均可取足陽明胃經的足三里穴治之。以上均為通過疏理陽明經氣，調理氣血，而達到治療疾病的目的。

4. 理筋正骨，整形復位

對於外傷閃挫，跌扭傷筋，關節脫臼，腫脹疼痛，活動受限者，敲打療法通過分筋、順筋、點壓按揉等操作手法，能使偏者順，離者複，使關節脫位者及肌腱滑脫者復位，使神經、肌纖維、韌帶微細錯位者理正，因而可達到理筋正骨、整形復位之作用。

5. 增強免疫，強身健體

由於敲打療法可增強血液循環，調節臟腑功能，促進機體代謝旺盛，恢復機體陰陽的相對平衡，提高機體的整體素質和抗病能力，從而能增強自身免疫功能，達到強身健體之功效。

6. 美容養顏，減肥瘦身

愛美之心人皆有之。顏面色斑、雀斑、皺紋、脫髮、白髮可影響人的容貌美；肥胖、腹大、腿瘦易影響人的整體美。用敲打療法，有調和氣血、平衡陰陽、增強血液循環、促進新陳代謝的作用。故可以達到美容養顏，減肥瘦身的功效，能使人保持青春，延緩衰老。身健體之功效。

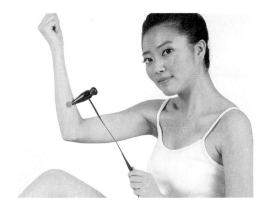

四、細數敲打療法的優點

敲打療法是一種運用各種不同手法作用於體表某經絡、關節、神經、血管等部位的治療方法和保健方法，以此調節機體的神經或體液循環，調節陰陽平衡，達到防治疾病的目的。此療法有如下優點（見表 1-2）。

表1-2	敲打療法的優點詳解表
適應症廣泛	適用臨床各科的許多疾病，尤其對一些慢性功能性疾病或恢復期治療康復的病人更加適用。有些長期癱瘓的病人，採用本法治療也可收到一定療效
操作簡單	凡學習敲打療法者，只要勤於實踐，一般 3～5 天即可進行操作治療
安全有效	敲打療法是比較安全又比較舒適的一種內外兼治的療法，無副作用，只要掌握手勁和力道，以及手法的壓力和強度的適宜即可
經濟簡便	只用一本書，一雙手或者一個敲打錘即可防治疾病。對症選穴，隨時隨地都可以進行治療，是一種經濟簡便而又有奇效的治療方法
防病保健	要學會某些手法，既能自我保健，又可以給家人操作，持之以恆，既能防病治病，又能強健身體

五、敲打療法與經絡穴位有著非比尋常的關係

敲打療法是離不開經絡與穴位的，可以說經絡和穴位是敲打療法施術的主要部位。經絡包括經脈和絡脈，是人體的聯絡系統，它遍布全身，將體內外以及臟腑和各組織器官聯繫起來，使人成為一個有機的整體。經絡可分為十二經脈、奇經八脈和十五絡脈等。十二經脈和奇經八脈中的任脈和督脈合稱為十四經脈，十四經脈是經絡中最主要的部分，也是敲打療法在臨床上應用的主體。穴位是臟腑經絡之氣輸注交會通達體表之處。穴位有十四經穴、經外奇穴和阿是穴。表 1-3 就是敲打療法用於十四經脈的作用，而各個穴位在敲打療法中的作用、十四經脈的循行和人體穴位的位置，則見本書疾病治療部分。

表 1-3　　　　　　　　　　　　　敲打經絡表

敲打手太陰肺經	可治療咳嗽、哮喘、胸悶、胸痛、肩背痛、手臂痛、頭痛、眩暈、咽喉痛等
敲打手陽明大腸經	可治療頭痛、牙痛、發熱、咽喉痛、手臂痛、面癱、耳鳴、腹痛、高血壓、水腫、偏癱等
敲打足陽明胃經	可治療面癱、目赤腫痛、流涎、牙痛、頭痛、咽喉腫痛、氣喘、腹瀉、便祕、腹痛、月經不調、腰腿痛、下肢麻木痿軟、下肢癱瘓等
敲打足太陰脾經	可治療胃脘痛、腹脹、腹痛、腸鳴、腹瀉、便祕、痔漏、嘔吐、痢疾、失眠、遺尿、癃閉、月經不調、膝關節痛等
敲打手少陰心經	可治療胸痛、胸悶、肘冷麻痛、心悸怔忡、頭暈、咽喉腫痛，舌強不語、心痛、失眠健忘等
敲打手太陽小腸經	可治療發熱、頭痛、咽喉腫痛、中風昏迷、少乳、頸項強痛、耳聾、目翳、牙痛、肩臂肘腕痛、黃疸、上肢癱瘓等
敲打足太陽膀胱經	可治療頭痛、失眠、項強、鼻塞、肩背痛、腰腿痛、發熱、咳嗽、傷風、胸悶心悸、嘔吐、盜汗、黃疸、消化不良、遺精、月經不調、癃閉、半身不遂等
敲打足少陰腎經	可治療頭痛、腰腿痛、高血壓、腰膝酸軟、遺精、陽痿、月經不調、足跟痛、痛經、癃閉、泄瀉、便祕、睪丸腫痛、癲狂等
敲打手厥陰心包經	可治療心痛、心悸、嘔吐、胃脘痛、癲狂、胸脅痛等
敲打手少陽三焦經	可治療頭痛、肘臂痛、瘧疾、消渴、耳聾等
敲打足少陽膽經	可治療偏頭痛、感冒、失眠、項強、肩背腰腿痛、髖關節炎、眼脹痛、乳脹等
敲打足厥陰肝經	可治療頭痛、眩暈、高血壓、癃閉、月經不調、腹痛、泄瀉、疝氣、胸脅痛等
敲打任脈	可治療胸腹痛、咳痰、癲癇、心痛、胸脅痛、腹痛、痛經、泄瀉、遺尿、胃脘痛、腹脹、遺精、陽痿等
敲打督脈	可治療感冒、發熱，頸項強痛、落枕、腰背痛、高血壓、昏厥、脫肛、便祕、牙痛、腦癱、驚風等

六、敲打療法不可不知的適應症和禁忌症

敲打療法不是萬能的，與其他療法一樣，自有它的適應症和禁忌症以及注意事項，不能不加區別和選擇。盲目應用，不僅達不到預期治療目的，反而適得其反，這是首先必須加以說明的。

一、適應症

敲打療法的治療範圍包括內科、兒科、婦科、眼科、耳鼻喉科及外傷科等的常見疾病。

1. 痛症

如頭痛、牙痛、腹痛、頸肩腰腿痛（包括頸椎病、腰椎病、肩周炎、落枕、頸肩胛胸腰臀部軟組織外傷勞損、脊椎小關節紊亂、腰椎間盤突出症、坐骨神經痛、骶髂關節扭挫傷、四肢關節扭挫傷、風濕勞損、跌打損傷以及痛風）等。

2. 癱瘓症

如如小兒麻痺後遺症、腦炎後遺症、腦性癱瘓、中風偏癱、外傷性截癱、多發性神經炎、顏面神經麻痺、脊髓炎、周圍神經損傷、痙攣性斜頸、癲癇等等。

3. 疑難雜症

如神經衰弱、失眠心悸、鼻炎咽炎、扁桃腺炎、耳鳴聾啞、近視弱視、咳嗽氣喘、胃脘疼痛、腸炎腹瀉、遺精陽痿、糖尿病、高血壓、肥胖症；小兒發燒、厭食、泄瀉、哮喘、癲癇、驚風、弱智、多動症、自閉症；婦女痛經、閉經、崩漏、不孕、產後風（月子病）、乳腺炎、乳腺增生，腫瘤等。

4. 保健養生

敲打療法還可作為急救的手段和消除緊張、消除疲勞、養生美容、自我保健、延年益壽的方法。

敲打療法的適應症範圍廣泛，不僅能治療慢性疾病，也可以治療某些急性疾病；不僅可以防治疾病，還可以用來保健美容。

二、禁忌症

1. 急性病（外科常見急腹症、炎症急性期）、熱性病及傳染病。
2. 高血壓、心臟病、肺結核等病情較重者。
3. 容易引起出血之疾患，如血友病、血小板減少性紫癜、過敏性紫癜等。
4. 嚴重的皮膚病。

另外，凡高熱、惡性腫瘤、膿毒血症、精神病和部分急性傳染病，危重病等患者，都不宜用敲打療法治療。

七、敲打時患者應採取之體位

在檢查、取穴、施術（敲打）時，患者應採取舒適、持久又便於自己或其他人操作的體位。現將常用的體位分述如下：

1. 仰臥位

用於取穴和敲打頭面、胸部、腹部和上肢內側、下肢前面及外側等部位或穴位。

2. 側臥位

用於取穴和敲打一側的臉部、肩胛部和四肢及軀幹外側部位或穴位。

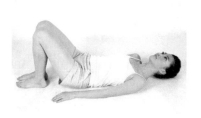

仰臥位

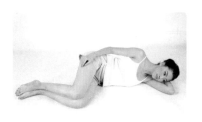

側臥位

3. 俯伏位

用於取穴和敲打脊柱兩側、頭頸部的後面、肩胛部、背部、腰骶部以及臀部等部位或穴位。

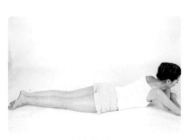

俯伏位

4. 正坐位

用於取穴和敲打胸部，肋間的前面、腹部的外側等部位或穴位。

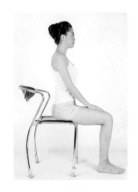

正坐位

5. 屈肘位

用於取穴和敲打上肢、手面等部位或穴位。

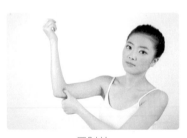

屈肘位

6. 屈膝位

用於取穴和敲打下肢、足部等部位或穴位。

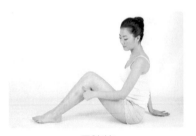

屈膝位

八、掌握好敲打方法和力度很重要

一、敲打的方法

在查找到了基本穴位之後，就要採取敲打手法進行治療。敲打的方法很多，可分為狹義和廣義敲打，狹義的敲打就是用手握拳進行簡單地敲打和錘擊，而

廣義的敲打則包括敲、砍、拍、擦、扇、叩、借助器物敲打等多種手法。下面就逐一為大家作介紹。

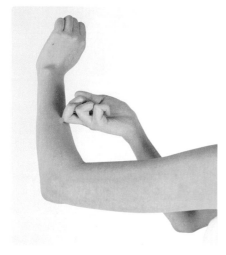

一指禪

1. 一指禪敲打法

用食指或中指的指尖或指端著力於穴位上，腕部用力，通過腕部的擺動和食指或中指關節的屈伸使產生的力持續地作用於敲打點上，稱為一指禪敲打法。

※ 動作要領：

（1）上肢肌肉須放鬆，不可用蠻勁。

（2）腕關節自然懸屈，肘關節微屈下垂，使腕部做往返均勻的擺動。

（3）敲打用力須均勻，動作要靈活。敲打速度為每分鐘 100 ～ 130 次。

本法刺激量中等，接觸面積較小，可適用於全身各部穴位。常用於頭面、胸腹及四肢關節處。對頭痛、胃痛、腹痛及關節筋骨酸痛等疾患常用該法進行治療。具有舒筋活絡、調和營衛、祛瘀消積、健脾和胃的功能。

2. 砍法

該法是用手背近小指側部分或小指的掌關節部分，通過腕關節的上下連續活動，使產生的力持續地作用於治療部位上。

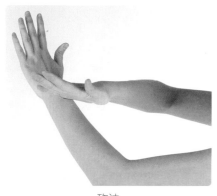

砍法

※ 動作要領：

（1）肩臂不要過分緊張，肘關節微屈。

（2）砍壓時壓力要均勻，動作協調而有節律，不可忽快忽慢，或時輕時重。一般頻率為每分鐘 120 ～ 160 次。

該法力度較大，接觸面積也大，適用於肩背、腰臀及四肢等肌肉較豐厚的

部位。對風濕酸痛、麻木不仁、肢體癱瘓、運動功能障礙等疾病常用該法治療。具有舒筋活絡，緩解肌肉疼痛，促進血液循環等作用。

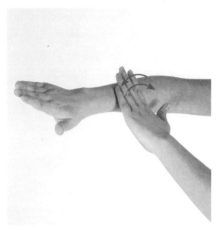

拍打法

3. 拍打法

該法是用掌臉部著力於一定部位上，進行單方向的直線拍打。

※ 動作要領：

（1）拍打時用力要穩，速度要緩慢，著力部分要緊貼皮膚。

（2）拍打以皮膚微微出汗、發紅為宜，儘量避免出現瘀血。

該法可在人體的各部位使用，有舒筋活絡的功效。本法能提高肌肉的興奮性，促進血液循環，改善機體機能。

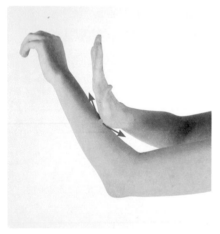

擦打法

4. 擦打法

該法是用手掌面、大魚際或小魚際部分著力於一定部位上，進行直線來回摩擦，觸及穴位之後即可離開。

※ 動作要領：

（1）擦打時不論是上下方向還是左右方向，都應直線往返，不可歪斜；往返距離適當，不要拉得過長。

（2）著力部分要緊貼皮膚，但不要硬用壓力，以免擦破皮膚。

（3）用力要穩，動作要均勻連續；呼吸自然，不可屏氣。一般頻率為每分鐘100～120次。

該法屬於一種溫熱刺激，具有溫經通絡、消腫止痛，能健脾胃，加速血液和淋巴液循環的作用。其中，用掌擦打的溫熱度較低，多用於胸脅及腹部，對

於脾胃虛寒引起的脘腹疼痛及消化不良等症，常用該法治療；小魚際擦打法的溫熱度較高，多用於肩背、腰臀及下肢部，對風濕酸痛、肢體麻木、傷筋等常用該法；大魚際擦打法的溫熱度中等，在胸腹、腰背、四肢等部均可應用，適宜於治療外傷紅腫，疼痛劇烈者。3種方法可以配合變化使用，不必拘泥方式。

※ 小叮嚀：

（1）治療部位要暴露，並塗些潤滑油，既可防止擦破皮膚，又可增高局部溫度。

（2）擦打法使用後，不要在該部位再用其他的手法，否則容易引起破皮。所以一般都在治療最後使用擦打法。

5. 擊打法

該法是用掌根、指尖或小魚際擊打體表。

※ 動作要領：

（1）掌根擊打法：手指微屈，自然放鬆，腕伸直，用掌根部擊打患部。

（2）指尖擊打法：用指端輕打患部如雨點下落，手法較輕。

該法適用於頭、肩、背、腰臀及四肢，對風濕酸痛、局部知覺遲鈍，肌肉痙攣或頭痛等症，常用該法配合治療。具有調和氣血，促進局部血液循環，消除肌肉疲勞和緩解痙攣的作用。

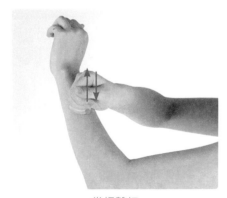

拳根擊打

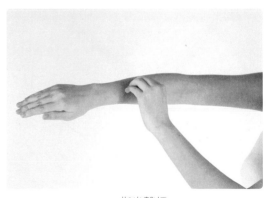

指尖擊打

6. 叩打法

　　叩打法主要指的是空拳叩打法。五指微曲併攏夾緊，最好指間不漏空氣。叩打時，以掌周及拇指外側與其餘四指端觸及患處或所選穴位，單手或兩手交替自上而下，或由近端至遠端叩擊。

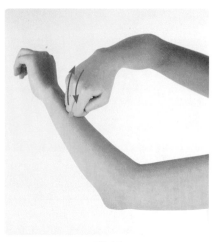

叩打法

※ 動作要領：

（1）前臂旋前，掌心向下，以肘、腕靈活的伸屈帶動掌，掌中要扣住空氣，掌心不能觸及皮膚。
（2）動作要穩重、靈活，有節奏而又輕快有力、富有彈性，能使震盪力量深達骨部。
（3）叩打頻率每分鐘 60～120 次，患處可重複叩打 3～5 次。

　　該法可用於內臟病變引起的疼痛，也可以用於腰背、四肢肌肉豐滿之處陳舊性筋傷，風寒濕痺等，也常用於施術後的結束手法。

7. 敲打錘敲打

　　敲打錘是借助器物敲打身體的一種方法。

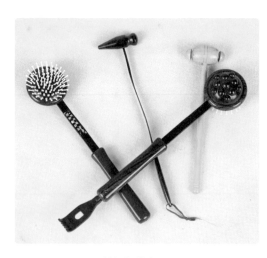

敲打錘敲打

※ 動作要領：

（2）用勁要快速而短暫，棒與體表平行，在叩擊體表時不能有拖拉的動作，擊打要均勻而有節奏。
（2）叩擊頻率每分鐘50～100次，患處可重複叩擊 3～5 次。

　　此法方便中老年人自己操作，可以敲打身體的遠端和背側。

以上各法有柔有剛，剛柔相濟，治療範圍十分廣泛。如果讀者能夠熟練掌握其要領，在準確尋找到治療穴位的基礎上，按照本書所介紹的方法加以運用，一定能收到很好的治療效果。

二、敲打的力度

敲打的用力輕重，按患者的身體強弱、年齡大小、複診和初診及具體部位等情況，可分為輕敲、中敲和重敲 3 種。

輕敲敲打時用力比較小，多用於年老體弱和兒童以及初診的患者，或肌肉比較薄弱的地方，如關節或重要臟器部位；中敲敲打時用力比輕敲重，比重敲又輕，即用中等力度進行敲打，是比較常用的，也是一般人和廣泛的部位都可以用的一種敲打力度；重敲敲打時用力比較重，此時已不只是單純的用腕力，還要用前臂的力量進行敲打，重敲多用於身體比較強壯的複診病人，或敲打肩部、骶部、臀部等肌肉豐富處。

總之，施術時，若患者感到局部酸、麻、脹、重（痛），或同時向他處傳導，便是達到了有效刺激量。刺激量強弱與手法輕重有關，手法重則刺激量強，手法輕則刺激量弱。由於患者中存在著個體與疾病等的差別，因此對有效刺激強度的適應也不同。一般來說，對年老、年幼、體弱患者，以及勞累、空腹、精神緊張、大汗或大瀉後，慢性疾病患者，施術時手法要輕巧，使有效刺激維持在患者感到合適為宜。如果手法過重，刺激強烈，反而會引起不良後果，最常見的是頭昏眼花，胸悶嘔吐等不良反應。而對於青壯年、體壯者以及病症反應急（如腹部劇烈絞痛、猝然暈倒等）的患者，手法便應適當加重，加強刺激，但要掌握在患者能夠耐受的程度為合適。

九、敲打療法的施用部位

敲打療法的實施部位非常廣泛，不同的部位，敲打時產生的效果各不一樣。這些部位之間又通過經絡互相聯繫，從而達到局部與整體的統一。下面分別介紹敲打的各種部位和功用。

1. 頭部

頭部穴位非常豐富，敲打頭部可使震動深入傳導，擴散到整個腦部，可激發腦細胞的活力，促進腦部血液循環，調節血流量，改善大腦的營養供給，起到清腦醒神、解除疲勞的作用。可治療頭痛、頭暈、耳鳴、耳聾、視力減退、失眠、健忘、面癱、中風偏癱、腦癱、脫髮、感冒等許多疾病。

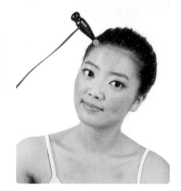

敲打頭維穴

2. 臉部

用輕柔的叩擊手法敲打臉部及相關穴位，可促進臉部新陳代謝，消皺祛斑，恢復臉部皮膚的光澤和彈性。敲打還具有益神醒腦、調護五官的作用，可用於美容護膚及治療面癱、視力減退、斜視、耳鳴、耳聾、鼻炎、鼻塞、牙痛、失眠、頭痛等。

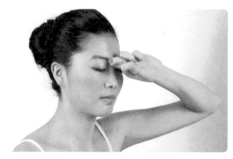

一指禪刺激攢竹穴

3. 頸部

頸部是許多重要血管和神經聚集的地方。所以敲打時應特別注意手法輕柔緩和。在頸部施以合理的拍打，可調理氣機，舒筋活絡，滑利關節，解痙止痛。常用於治療頸椎病、落枕、頭痛、頭暈等症。

4. 胸部

胸部有胸廓、胸肌保護著胸腔裡的心、肺等臟器。敲打胸部及相關穴位可促進呼吸，增強心肺功能。可治療心肺疾患、岔氣、乳腺疾患等。

5. 腹部

為消化、泌尿、生殖器官所在之處。敲打腹部及相關穴位具有疏肝理氣、健脾和中、化氣利尿、培元固本等作用。可治療腹痛、泄瀉、便祕及泌尿生殖系統疾病等。

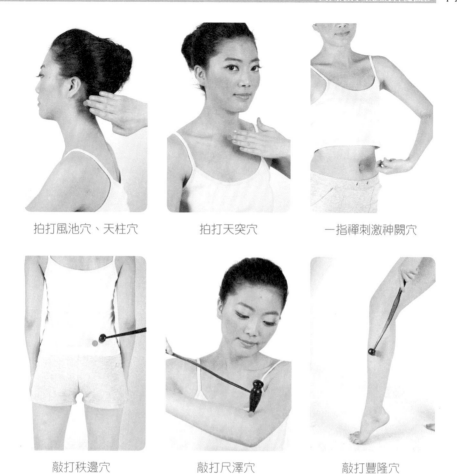

拍打風池穴、天柱穴　　　拍打天突穴　　　一指禪刺激神闕穴

敲打秩邊穴　　　敲打尺澤穴　　　敲打豐隆穴

6. 背腰臀部

　　敲打該處及相關穴位具有調理五臟六腑，改善腰背肌肉勞損，增強脊柱功能等作用。常用於治療腰背酸痛、急性腰扭傷、腰肌勞損、腰椎間盤突出等疾病，還可用於機體保健和增強免疫力。

7. 肩臂部

　　敲打該部位及相關穴位具有疏通氣血，滑利關節等作用。可治療肩周炎、手臂麻木、網球肘等疾病。

10. 下肢部

　　敲打下肢部及相關穴位可改善其肌肉的張力和韌帶的彈性，增強站立和行走的功能。可治療下肢癱瘓、坐骨神經痛、下肢肌肉疲勞、腓腸肌痙攣、踝關節扭傷等疾病。

十、敲打療法一定要知道的注意事項

1. 患者精神極度緊張或極度疲勞的時候，應先休息 30 分鐘。既可以緩解緊張、消除疲勞，又能保證敲打的療效。
2. 在患者飯後和飯前半小時，不能用重手法。否則，患者容易疲勞，將會影響敲打的效果。
3. 患者過饑過飽時，不宜敲打，否則會減弱敲打的療效。
4. 患者出現驚恐、憤怒等劇烈的情緒變化時，不宜敲打。
5. 在激烈運動之後，須休息 15 分鐘再做。

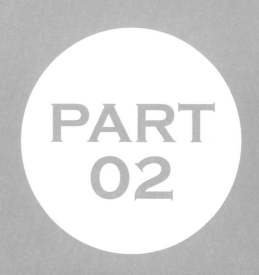

PART
02

認準穴位、用對穴位，
效果立竿見影

人體共有 409 個穴位，包括 14 條經絡上 361 個穴位
和 48 個經外奇穴，瞭解每個穴位在什麼位置，每個穴
位的功效是什麼，是實施敲打療法的關鍵。只有認準
了穴位，用對了穴位，敲打療法才能見到效果。

一、人體有哪些強壯穴？如何應用

　　所謂強壯穴，通俗地説，就是對人體有補養作用的穴位。這些穴位從治病的角度而言，能夠治療一系列慢性虛弱性病症，如體虛感冒、神經衰弱、久瀉、久痢、遺尿、遺精、陽痿、肺癆久咳、虛喘、貧血、低血壓、乳汁不足、內臟下垂等；從防病的角度而言，可以強壯身體、防病保健、

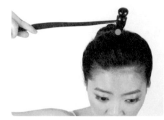

敲打百會穴

抗衰防老、益壽延年。人體具有明顯強壯作用的穴位有：關元、中極、氣海、百會、中脘、大椎、足三里、胃俞、腎俞、湧泉等。如果用於強身防病、抗衰防老，敲打療法可每日 1～2 次，每次每穴 5～10 分鐘。如果用於治療疾病，則應根據不同穴位及後續疾病防治的介紹，選擇相應穴位進行敲打治療。

二、人體有哪些補氣穴？如何應用

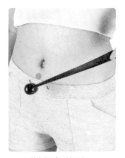

　　所謂補氣，就是補益人體的陽氣以及五臟六腑之氣（如肺氣、心氣、脾氣、胃氣、腎氣等）。氣海、關元、中脘、肺俞、心俞、脾俞、胃俞、腎俞、命門、足三里等穴具有補氣的作用。

敲打氣海穴

　　肺氣不足的人，常常少氣懶言、久咳、氣喘、出虛汗，可選用氣海、關元、肺俞、足三里等穴位；心氣不足的人，常感覺氣短、心慌，並伴有失眠，可選用心俞、足三里等穴位；脾胃氣虛的人常有不思飲食、腹脹、腹瀉、水腫等，可選用氣海、關元、中脘、脾俞、胃俞、足三里等穴位；腎氣不足的人常有遺精、陽痿、月經不調、腰膝酸軟、耳鳴，可選用關元、氣海、腎俞等穴。

三、人體有哪些補血穴？如何應用

　　人體具有補血作用的穴位有血海、膈俞、肺俞、心俞、肝俞、脾俞、胃俞、膏肓、足三里等。

中醫學認為，人體的血液是由食物中吸收的精華部分變化而成，所以補血穴大多數同脾、胃、肝這幾個消化臟器有關。同時，補氣可以生血。許多補氣穴也具有補血功能。凡是患有貧血症狀的病人，都可以根據自己的情況，選擇上述有關穴位升高紅血球、白血球、血色素，以糾正貧血狀態。如屬食欲低下、營養不良引起的貧血，可選用血海、脾俞、胃俞、足三里等穴；如屬氣虛血少，可選用氣海、肺俞、脾俞、足三里等穴；如因造血機能障礙所致貧血，則可選用膈俞、心俞、肝俞、脾俞、膏肓、絕骨、足三里等穴。

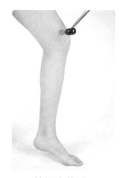

敲打血海穴

四、人體有哪些降壓穴？如何應用

一個人的血壓值超過 140/90mmHg 時，即可認定為高血壓。40 歲以上的中老年人，收縮壓（俗稱「高壓」）可相對增高，一般規律是年齡每增加 10 歲，收縮壓也相應增加 10mmHg；舒張壓（俗稱「低壓」）則始終是以 90mmHg 為標準。超過上述標準，即應採取一定的降壓措施。常用的降壓穴有：百會、大椎、曲池、合谷、足三里、三陰交、太沖、湧泉、太溪等。一般可用敲打療法，大椎穴加拔火罐，降壓效果更好。

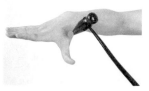

敲打合谷穴

五、人體有哪些退燒穴？如何應用

健康人體的口腔溫度通常維持在 36.5 ～ 37℃，腋下溫度比口腔溫度低 0.5℃，肛門溫度比口腔溫度高 0.5℃。人體退燒穴也是比較多的，主要包括大椎、曲池、合谷、外關、尺澤、曲澤、魚際、勞宮、少商、中沖、內庭、委中、大敦、湧泉等穴位。

如屬傷風感冒引起的發燒，宜選用大椎、曲池、合谷、外關等穴位，重力敲打。對於中暑、急性胃腸炎、

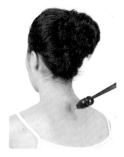

敲打大椎穴

細菌性痢疾等引起的高燒，應選用曲池、合谷、尺澤、曲澤、委中、少商、中沖、大敦、內庭等穴位重敲。結核病發燒屬於一種虛熱，症見久咳、午後低燒、夜間盜汗、手足心發熱、咽乾口燥、聲音嘶啞等，可選用大椎、尺澤、魚際、勞宮、湧泉等穴位，輕敲刺激。

六、人體有哪些消食穴？如何應用

消食穴，顧名思義就是能夠促進食物消化，治療消化不良的穴位。一個人如果脾胃功能不好，或者脾胃功能雖好，但由於暴飲暴食（特別是進食生冷、油膩和不易消化的食物），超過了脾胃所能承受、消化的限度，就會出現消化不良。症見胃疼、腹脹、腸鳴、腹痛、或嘔吐酸臭食物，或瀉下不消

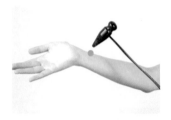

敲打內關穴

化的食物。中脘、建里、梁門、天樞、脾俞、胃俞、足三里等穴都具有較好的消食作用。

七、人體有哪些止嘔、催吐穴？如何應用

嘔吐，常見於急性胃腸炎、孕婦妊娠反應和暈車、暈船者。輕者，嘔吐清水、痰涎；較重者，嘔吐食物；嚴重者，嘔吐膽汁（苦水），凡此，都需要止嘔。而當發生食物中毒，乙醇中毒、農藥中毒的時候，就需要催吐，以便把胃中毒物儘早吐出以減輕中毒症狀。

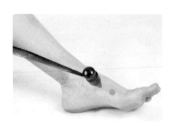

敲打公孫穴

止嘔和催吐，敲打的穴位是相同的，有中脘、建里（中脘下 1 寸）、天突（頸下胸骨上窩中）、內關、足三里、公孫等穴，但具體運用時，手法輕重不同。用於止嘔，手法要輕；用於催吐，手法要重。

以上穴位用於止呃（俗稱「打嗝」）也有較好的效果。

PART 03

敲打經絡穴位，
養生保健不求人

在傳統中醫理論中，人體經絡是一套具有強大自我調節能力的系統，五臟六腑都能通過經絡緊密相連，相互影響。所以，從古至今，中醫就一直將經絡以及經絡上的穴位當作人體大藥來使用。

敲打整身的經絡、穴位能提升人體陽氣、強健臟腑，使陽氣充足，臟腑康健，外邪就不能侵擾，人自然就健康。敲打方法操作簡單、效果顯著，是廣大中老年人養生保健的法寶。

一、消除疲勞——增強免疫力，絕對有精神

人到中年，由於工作壓力、家庭負擔以及人體器官的自然衰老，常常使人感覺身體狀況大不如前，容易疲勞。若不及時調整，任疲勞繼續發展，勢必危害健康。從醫學角度上說，疲勞主要分為體力和腦力疲勞2種：體力疲勞多是由於長期運動或者重複性勞動，身體沒有得到及時調理造成。多表現為乏力、肌肉酸痛、容易犯困等；腦力疲勞多是由於長時間伏案工作，過多的腦力勞動，使血液裡的營養物質消耗過大，引起腦部血、氧及營養供應不足，腦細胞興奮與抑制失去平衡，從而產生疲勞感。表現為頭昏、目眩、頭痛、記憶力衰退、思維混亂、注意力不集中等。

敲打療法

【所選部位】
四肢、背部。

【操作方法】
敲打四肢：敲打時取坐位或仰臥位，採用砍法或者敲打錘敲打，上肢自腋窩開始到手腕上，下肢自髖關節開始到踝部為止。每次5～8分鐘左右，每日2～3次。

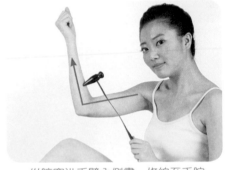

從腋窩沿手臂內側畫一條線至手腕

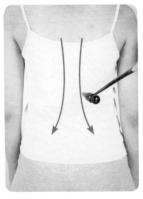

沿脊椎兩側各畫帶箭頭的線，箭頭朝下

敲打背部：敲打時俯臥於床上，用敲打錘沿脊椎兩側，自上而下敲打5分鐘。每日2次。

※ 治療原理：
以上2種方法可以消除體力勞動者的疲勞。四肢分布著眾多的經絡、穴位，通過敲打可以有效的舒筋活絡，促進血液循環，趕走疲勞；背部是人體俞穴的聚集地，敲打背部可以調理氣血，增強機體免疫力，可以很好地消除疲勞。

按摩療法

按揉頭部、太陽穴。首先按摩頭部兩側的太陽穴，每次按揉 2 分鐘；然後用一手的四指按在頭頂部，用指腹按揉頭部，從上至下，反覆 3 分鐘左右，再換另一隻手重複上述操作。這種方法通過對頭部穴位的刺激，調理氣血，養目安神，有助於腦力勞動者消除疲勞。

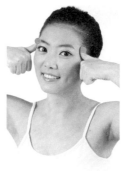 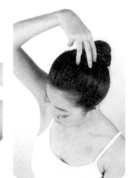

按摩太陽穴　　　　　按摩頭部

【 健康小提示 】

（1）勞動或體育鍛鍊、比賽後，可進行放鬆性慢跑，或輕輕拍打易疲勞的部位、肌肉，或做各種抖動肌肉的動作，都有助於肌肉的放鬆和消除肌肉的疲勞；也可坐下或躺下休息 3 ～ 5 分鐘。

（2）營養專家認為，含蛋白質、脂肪、維生素的食物，如豆腐、牛奶、魚、肉類等可緩解疲勞。

（3）對於腦力勞動者來說，在工作一段時間後，可以躺下放鬆肢體，聽音樂。也可練書法、繪畫、散步等，這些都有消除疲勞的作用。

（4）對於腦力疲勞而易失眠、情緒激動者，切不可用鎮靜劑、安眠藥等，而應找出原因，適當宣洩和調整，使心理恢復平衡。症狀嚴重者，應及時到醫院檢查、治療，病因一旦去除，疲勞自然也就解除了。

二、提神醒腦──讓你反應靈敏，神清氣爽

大家是不是有過這種經驗，早晨來上班就感到渾身軟綿綿的，還沒有下班，呵欠就打不停。這是因為在寒冷的冬季和初春時，身體皮膚的汗腺受寒冷的刺激，減少散熱，以保持身體的體溫；到了春季，氣溫也慢慢上升，萬物復甦，皮膚毛孔舒張，大腦的供氧量相應減少，所以人容易出現疲勞感。總體來說，春天需要提神是由於季節的交替造成的，這種「春困」現象給我們的工作與學習帶來一定的影響，所以我們要趕

快採取行動，讓我們的身體處於最佳的狀態，一起來看看敲打療法有什麼辦法讓你神清氣爽！

敲打療法

【所選部位】

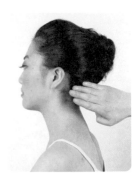

拍打頸部肌肉

　　神庭穴、魚腰穴、太陽穴、風池穴、頸部肌肉。神庭穴，位於人體的頭部，當前髮際正中直上 0.5 寸；魚腰穴，位於額部，瞳孔直上，眉正中；太陽穴，在耳廓前面，前額兩側，外眼角延長線的上方；風池穴，位於頸部，當枕骨之下，與風府穴相平，胸鎖乳突肌與斜方肌上端之間的凹陷處。

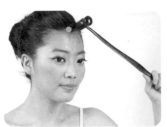

敲打神庭穴

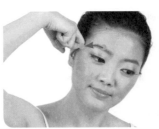

沿魚腰穴敲打至太陽穴

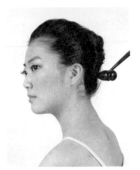

敲打風池穴

【操作方法】

　　用敲打錘或者一指禪法敲打神庭穴 80 ～ 100 次；沿眉敲打魚腰穴至太陽穴，每次 2 ～ 3 分鐘；用敲打錘或者拍打法刺激風池穴、頸部肌肉，每次 3 ～ 5 分鐘。

【治療原理】

　　敲打以上穴位能祛風熱、調氣血、暢情志，能有效地提神醒腦。敲打頸部肌肉，可以很好地促進腦部供血，改善局部血液循環。

提神醒腦的茶飲

　　神庭穴、魚腰穴、太陽穴、風池穴、頸部肌肉。神庭穴，位於人體的頭部，當前髮際正中直上 0.5 寸；魚腰穴，位於額部，瞳孔直上，眉正中；太陽穴，

在耳廓前面，前額兩側，外眼角延長線的上方；風池穴，位於頸部，當枕骨之下，與風府穴相平，胸鎖乳突肌與斜方肌上端之間的凹陷處。

1. 冰糖薄荷茶

材料：薄荷葉 3 ～ 5 公克，冰糖、蜂蜜或果汁適量

製作方法：將薄荷葉用冷水洗淨後放到茶杯中，加入熱水 200 毫升，加蓋15 ～ 20 分鐘直到香味散出即可。可根據個人的喜好加入冰糖、蜂蜜或果汁，可以提升茶飲的口感。

2. 薄荷菊花茶

材料：薄荷 5 公克，菊花 3 公克

製作方法：將菊花與薄荷一起放入茶杯中，沖泡後加蓋 5 ～ 10 分鐘即可。

3. 菊花人參茶

材料：菊花 4 ～ 5 朵，人參 2 ～ 4 公克

製作方法：將人參切碎成細段，放入菊花花蕾，用熱水加蓋浸泡 10 ～ 15 分鐘即可。

三、增強記憶——及早拯救衰退的記憶力

　　現代生活中，由於生活節奏加快，工作繁忙，很容易使人產生疲勞或高度的精神緊張，當持續一段時間得不到緩解，也可能使人腦力疲勞，記憶力衰退，注意力不集中。有關專家說，一個成人的大腦約重 1500公克，占其體重的 2.5% 左右，耗氧量占全身總耗氧量的 1/4，它不能片刻缺血、缺氧，僅幾秒鐘的缺氧就會引起頭暈、眼前發黑、冒金星，甚至暈厥，危及生命。記憶力減弱是很多人都會遇到的狀況，其實記憶力減退一部分原因是因為：腦細胞在不斷地減少。而常常有頭昏腦脹、記憶力大不如從前的感覺，這是因為活動量不夠，血液流通不暢、腦部供血不足造成的。下面就讓我們一起來看看怎樣用敲打療法治療記憶力衰退吧。

【所選部位】

　　風池穴、太陽穴、百會穴、頸部。風池穴，位於頸部，當枕骨之下，與風府穴相平，胸鎖乳突肌與斜方肌上端之間的凹陷處；太陽穴，在耳廓前面，前額兩側，外眼角延長線的上方；百會穴，位於頭頂正中心，兩耳角直上連線中點。

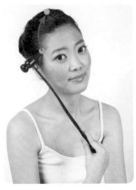 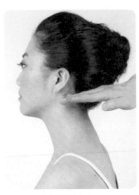 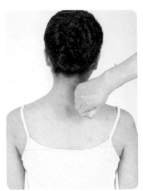

從太陽穴敲打至百會穴　　　　砍擊風池穴　　　　　　　叩擊頸部

【操作方法】

　　首先用砍法，用手掌的小指側擊打風池穴，每次 50 次左右，以有酸痛感為宜；用叩擊法刺激頸部，每次 3 ～ 5 分鐘；以中強力度從太陽穴敲打至頭頂的百會穴，每次 3 ～ 5 分鐘。

【治療原理】

　　敲打風池穴、太陽穴、百會穴等頭頸部穴位，可以益陽氣，補氣血；敲打頸部是對最接近大腦的神經末梢直接進行刺激。上述操作可以有效地增強記憶力。

按摩療法

1. 按摩太陽穴：

　　取端坐位，下腹部輕輕運氣，然後用兩手拇指的指腹分別按在兩側的太陽穴上，用力稍強，心中默數次數，向前、向後各轉 18 次。

2.按摩臉部：

　　閉上眼睛，按摩印堂穴 2 分鐘；用拇指和食指的指腹揉按睛明穴 50 次，用力均勻。

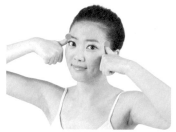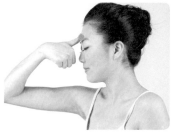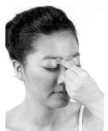

按摩太陽穴　　　　　　　　按揉印堂穴　　　　　　　　揉按睛明穴

【健康小提示】

（1）把兩腿翹在椅子上幾分鐘，腿一定要高過心臟位置。當雙腿翹起高過心臟，腳和腿部的血液會回流到肺部及心臟，不僅可以減輕腳部和腿部靜脈的壓力，還可使頭部的供血量大大增加，使你神清氣爽。

（2）沒事的時候搖搖頭、晃晃腦也有助於記憶力的提高。頸動脈是向腦部供血的管道，搖頭晃腦可使這些組織得到活動，不但可以增加腦部的供血，還可以減少脂肪在頸動脈血管沉積的可能，也有利於高血壓、頸椎病的預防。

（3）不經意間的伸懶腰，對大腦也有好處。身體長時間處於同一種姿勢時，上肢肌肉組織的末梢血管會淤積很多血液，伸懶腰的過程，恰是肌肉收緊和放鬆的過程，淤積的血液被趕回心臟，心臟得到的血多了，輸注全身各處的血也多了，大腦也能分得一杯羹。

（4）隨身攜帶一把牛角梳，或者以指梳頭，可改善頭部的血液循環，有助於提高記憶力，延緩大腦衰老。

四、強化心臟——無病早防，防患未然

　　心臟是一個強壯的、不知疲倦、努力工作的強力幫浦。心臟之於身體，如同發動機之於汽車。如果按一個人心臟平均每分鐘跳 70 次、壽命 70 歲計算的話，一個人的一生中，心臟就要跳動近 26 億次。一旦心

臟停止跳動而通過搶救不能複跳，那就意味著一個人的生命終止了。心臟病是人類健康的頭號殺手，全世界有 1/3 的人死亡是因心臟病引起的，而在中國，每年有幾十萬人死於心臟病。俗話講，無病早防，防患於未然；有病早治，亡羊補牢未為晚。心臟的防病與治療關鍵是「早」。那麼，我們該做些什麼來強化我們的心臟呢？下面就看敲打療法是如何做的。

敲打療法

【所選部位】

　　內關穴、肺俞穴、心俞穴、肩井穴、曲池穴。內關穴，位於前臂掌側，腕橫紋上 2 寸，掌長肌腱與橈側腕屈肌腱之間；肺俞穴，位於背部，當第 3 胸椎棘突下，旁開 1.5 寸；心俞穴，位於第 5 胸椎棘突下、旁開 1.5 寸；肩井穴，位於大椎穴與肩峰連線的中點；曲池穴，位於肘橫紋外側端與肱骨外上髁連線中點。

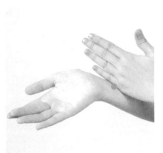
砍擊內關穴

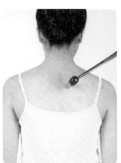
敲打肺俞穴

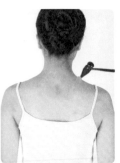
敲打肩井穴

【操作方法】

　　用砍法刺激內關穴 3 ～ 5 分鐘；用敲打錘敲打肺俞穴、心俞穴、肩井穴，每次每穴 3 ～ 5 分鐘；用指尖擊打法刺激曲池穴，每次 3 ～ 5 分鐘。以上操作每日 3 次。

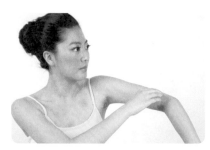
指尖擊打曲池穴

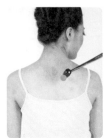
敲打心俞穴

【治療原理】

　　內關穴能益氣安神，常用於治療心臟疾病、高血壓；肺俞穴、心俞穴能補養氣血，配合肩井穴、曲池穴，可以祛瘀化濕、活血通絡。上述穴位聯合應用，不但能強化心臟，還能防治多種心血管疾病。

掌壓療法

　　用手掌壓住一隻眼睛約 5 秒鐘，然後休息 5 秒鐘，反覆 8 次。然後用上述方法掌壓另一隻眼睛。最後把雙手搓熱，掌心放在眼上 1 ～ 2 分鐘。掌壓療法的要領是剛開始用較小的力度，然後才逐漸加強。經過掌壓後，心臟的跳動將會趨於緩慢，從而能得到休息。

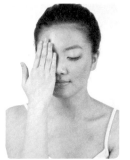
掌壓療法步驟 1

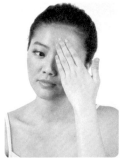
掌壓療法步驟 2

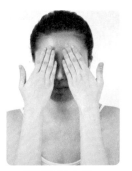
掌壓療法步驟 3

【健康小提示】

（1）研究表明：體重增加 10%，膽固醇平均增加 18.5％，冠心病危險增加 38%；體重增加 20%，冠心病危險增加 86%；有糖尿病的高血壓病人比沒有糖尿病的高血壓病人冠心病患病率增加 1 倍。

（2）菸草中的菸鹼可使心跳加快、血壓升高（過量吸菸又可使血壓下降）、心臟耗氧量增加、血管痙攣、血液流動異常以及血小板的黏附性增加。這些不良影響，使 30 ～ 49 歲的吸菸男性的冠心病發病率高出不吸菸者 3 倍，而且吸菸還是造成心絞痛發作和突然死亡的重要原因。

（3）美國科學家的一項實驗證實乙醇對心臟具有毒害作用。攝取過量的乙醇會降低心肌的收縮能力。對於患有心臟病的人來說，酗酒不僅會加重心臟的負擔，甚至會導致心律失常，並影響脂肪代謝，促進動脈硬化的形成。

五、強化肺臟——增強鼻咽、皮膚健康

肺「主諸氣，司呼吸」，使吸入的清氣與脾運化的水穀精微之氣結合，化為宗氣，維持生命。肺臟的功能很強大，「肺朝百脈」，氣推動血運行的功能有賴於肺臟，肺臟還參與人體水液代謝，「通調水道」。肺「開竅於鼻，主皮毛」，凡皮膚、鼻咽喉諸症，皆與肺有關。因此，肺臟功能異常時，人的皮膚、毛髮就會失去光澤，甚至會出現感冒、咳嗽、哮喘等病症。敲打在保養、強化肺臟功能方面有很好的效果。

敲打療法

【所選部位】

合谷穴、拇指兩側、小腿外側。合谷穴，位於手背虎口處，於第 1 掌骨與第 2 掌骨間凹陷中。

【操作方法】

用敲打錘敲打拇指兩側各 80 ～ 100 次；用敲打小錘敲打合谷穴，左、右側各 3 ～ 5 分鐘。用拍打法，刺激小腿外側 3 ～ 5 分鐘。

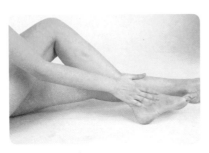
拍打小腿外側

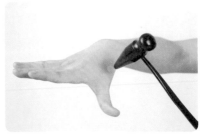
敲打合谷穴

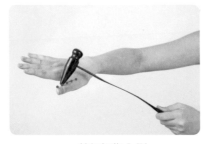
敲打拇指內側

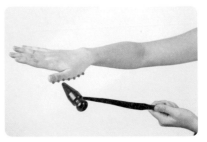
敲打拇指外側

【治療原理】

　　肺的經絡起於胸部，行經拇指，故肺臟與拇指有密切的聯繫。經常敲打拇指，肺臟的機能就會趨於活躍；合谷穴是強壯肺臟的要穴；敲打小腿外側，能開胸膈，利肺氣。敲打這些部位，可以調暢氣血、清肅濁氣，可以很好地保護和強化肺臟。

清肺操

　　以雙手抱肘，置於頭頂，上半身向前慢慢彎至 30°～ 60°，吐氣 3 ～ 5 秒鐘，然後回正，吸氣 3 ～ 5 秒鐘，以上操作重複 8 次。（可疏通頸部及胸背部經脈，促進血液循環，增強肺的生理機能）；以兩手相叉置於腦後，上半身向左側慢慢彎至極限，回正，再向右側彎曲。以上操作重複 8 ～ 10 次。（有助於祛除風濕寒邪，治療肺臟諸疾。）

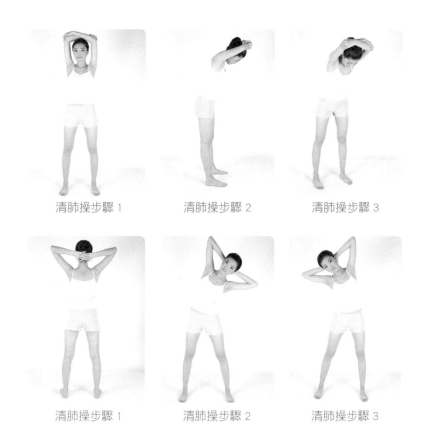

清肺操步驟 1　　　　　清肺操步驟 2　　　　　清肺操步驟 3

清肺操步驟 1　　　　　清肺操步驟 2　　　　　清肺操步驟 3

六、強化脾胃 —— 對症下藥，保健康

　　脾胃在生理、病理上是相互影響的。一般而言，消化不良，食後腹脹，大便溏薄，其病變主要在脾；食欲不振或嘈雜易饑，其病變主要在胃。脾胃同病，以健脾和胃為主要治法。脾胃不和證的臨床表現，為食欲減退與食後腹脹同時並見，脘腹脹痛甚或腹瀉、噯氣、噁心、嘔吐等症。由於脾胃受納、運化功能失常，故食欲減退與食後腹脹同時並見；因升降失調，脾氣不升反而下陷，則見泄瀉，甚則小腹脹墜、脫肛等；胃氣不降反而上升，則可見噯氣、噁心、嘔吐等；潤燥失宜，胃陽不足，胃失通降，可見食欲減退、嘈雜易飲、乾嘔、呃逆，甚至噎膈，大便乾結；脾虛濕困可見食後飽脹，倦怠乏力，舌淡胖或舌邊有齒痕、苔少或無苔，脈細弱而數等症。敲打療法在強化脾胃功能上有獨特的功效。

敲打療法

【所選穴位】

　　承山穴、足三里穴。承山穴，位於小腿後面正中，當伸直小腿或足跟上提時小腿肚下出現尖角凹陷處；足三里穴，位於外膝眼下 3 寸，脛骨外側約 1 橫指處。

【操作方法】

　　取坐位或側臥位，用敲打錘敲打足三里穴、承山穴，先輕後重，以產生酸脹感為宜，每次每穴約 5 分鐘。必要時可重複做 1 次。

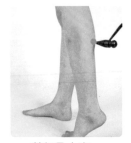

敲打承山穴

【治療原理】

　　承山穴和足三里穴是調理脾胃的要穴，2 穴聯合應用能調理脾胃、補中益氣、通經活絡，從根本上強化脾胃。

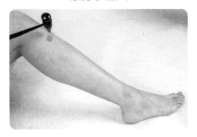

敲打足三里穴

按摩療法

　　用拇指揉推另一側手腕的陽溪穴至食指指端 8 ～ 10 次，然後用拇指和食指輕揉食指 3 分鐘。然後換另一側，方法相同，每日 3 次。

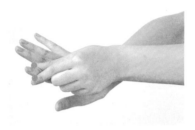

捏按食指兩側

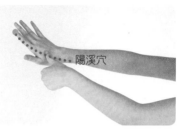

陽溪穴

揉推陽溪穴至食指指端

【 健 康 小 提 示 】

（1）平時的日常生活中要注意，多吃點水產品以及動物性的食品，如海帶、海蝦、海蜇皮，以及乾貝類、瘦豬肉、牛肉、禽類、蛋類等。多多的食用菌類，如蘑菇、秀珍菇、香菇、金針菇、猴頭菇、豆腐乾、豆腐皮、豆腐衣等。還有多喝點花茶類的。不要偏食，不要挑食，不要吃很多零食，要減少甜食的攝取。忌油煎，生冷的食物。

（2）禁食生冷，如涼拌菜、可樂、雪碧及其他碳酸飲料；辛辣食品如生的蔥、薑、蒜及韭菜、蒜苗、辣椒、柿子椒；不宜消化的食物如油炸食品、黏性食品、過於油膩的食品。

（3）萎縮性胃炎有增生及腸上皮化生的患者，應禁食帶魚、土豆、菠菜、牛奶、鳳梨等食物，更不要吸菸、飲濃茶、濃咖啡、飲酒。口味要清淡，不吃含鹽太高的食品。吃飯細嚼慢嚥，減輕腸胃負擔。還要注意飲食衛生，禁用對胃有刺激的藥物。

（4）生活習慣調節。早睡早起，讓身體休息，啟動身體的自癒能力；適當的做些鍛鍊。心理調節，保持良好的心態，凡事要放寬心，不可多慮多憂，少思少患胃病。只有正確的治療，對症下藥，才能有健康的身體。

七、強化肝臟——顧好肝臟，養生益壽

人體的肝臟一般在 1250 公克左右，是一個重要的器官，人不能離開肝臟而存活，肝臟被稱為人體的「加工廠」。肝臟的功能包括：第一，代謝功能，包括了合成代謝、分解代謝和能量代謝。人每天攝取的食物中含有蛋白質、脂肪、碳水化合物等各種營養物質，這些物質在胃腸內初步消化吸收後被送到肝臟進行分解，「由大變小」。第二，解毒功能。人體代謝過程中所產生的有害物質及代謝廢物，均在肝臟解毒。第三，膽汁生成和排泄均由肝臟來承擔。第四，肝臟還有造血、儲血和調節循環血量的功能。既然肝臟擁有這麼多的功能，必須好好保護它，才能保證整個機體的健康。下面就讓我們一起來看看怎樣用敲打療法強化肝臟。

敲打療法

【所選穴位】

肝俞穴、腎俞穴、膽俞穴、中脘穴、商陽穴。肝俞穴，位於第 9 胸椎棘突下，旁開 1.5 寸；腎俞穴，位於在第 2 腰椎棘突下，旁開 1.5 寸；膽俞穴，位於第 10 胸椎棘突下，旁開 1.5 寸；中脘穴，位於上腹部，前正中線上，當臍中上 4 寸；商陽穴，位於食指末節橈側，距指甲角 0.1 寸。

【操作方法】

用敲打錘敲打肝俞穴、腎俞穴、膽俞穴，每次每穴 50 下；用一指禪法即用食指或中指的指端刺激中脘穴、商陽穴，每次每穴 50 下。以上操作每日 2 ～ 3 次。

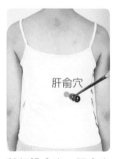
敲打膽俞穴、肝俞穴

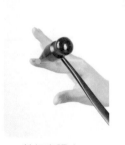
敲打商陽穴

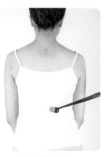
敲打腎俞穴

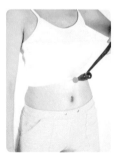
敲打中脘穴

【治療原理】

　　敲打肝俞穴、脾俞穴、膽俞穴可以補血養血，配合中脘穴、商陽穴能活血養肝，預防肝臟疾病。

疏肝操

　　1. 食指互相勾住，在胸前左右拉扯，拉時用鼻吸氣，放鬆時用口吐氣，反覆 50 次。每日 3 次。

　　2. 轉動眼球，雙掌摩擦發熱後，貼放在眼睛上面。這時眼睛不要閉起，同時眼睛首先往上看，然後往下看，這是一種眼球的上下運動，這個動作做20 次。接著往右邊看，然後往左邊看，這是眼球的左右運動，這個動作也做20 次。最後從右上方往左下方看，再由左下方往右上方看，做 20 次。中醫學認為，肝開竅於目，因此進行眼球運動，能刺激肝臟，使肝臟的功能增強。

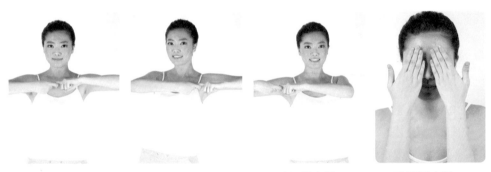

疏肝操步驟 1　　　　　疏肝操步驟 2　　　　　疏肝操步驟 3　　　　　疏肝操步驟 4

【健康小提示】

（1）飯後身體內的血液都集中到消化道內，參與食物的消化吸收，如果此時行走、運動，就會有一部分血液流向手足，肝臟則會出現供血量不足的情況，影響其正常的新陳代謝。所以飯後閉目靜坐 20 分鐘，能使血液更多地流向肝臟，供給肝細胞氧和營養成分。患有肝病的人， 飯後更應該閉目養神。

（2）體重過重會讓肝臟工作更辛苦，罹患脂肪肝的機率也會升高。如果全身脂肪減少，肝臟的脂肪也會減少，甚至升高的肝功能指數明顯下降。

（3）為求速效減肥，三餐只吃水果，而不吃其他食物，或者是「低糖飲食」（即

高蛋白、低碳水化合物的飲食組合），這些不均衡的飲食均會增加肝臟負擔。

（4）成年人正常的睡眠時間應該為 8 小時，正常的應該是從 23 點左右開始上床睡覺，到了凌晨 1 至 3 點鐘進入深層睡眠狀態，這個時辰是養肝血的最佳時間，反之，肝血就會不足。因此我們呼籲大家盡可能地不要熬夜，如果不得已成了熬夜一族，就應攝取更充足的營養保護自己，把熬夜對身體的傷害減到最小。

八、強化腎臟——維持良好新陳代謝

　　腎臟是人體的重要器官，它的基本功能是生成尿液，以清除體內代謝產物及某些廢物、毒物，同時通過重吸收功能保留水分、葡萄糖、蛋白質、氨基酸、鈉離子、鉀離子等有用物質，以調節水、電解質平衡及維護酸鹼平衡。腎臟同時還有調節內分泌功能，通過生成腎素、促紅血球生成素、前列腺素等激素樣的物質，來調節人體的新陳代謝。腎臟的這些功能，保證了機體內環境的穩定，維持了人體正常的新陳代謝。因此，調理好我們的腎臟是非常重要的。敲打法在強化腎臟方面有很好的效果。

敲打療法

【所選穴位】

　　足三里穴、太溪穴、湧泉穴、腎俞穴、腰眼穴。足三里穴，位於外膝眼下 3 寸，脛骨外側約 1 橫指處；太溪穴，位於足內側，內踝後方與腳跟骨筋腱之間的凹陷處；湧泉穴，位於足底前部凹陷處第 2、3 趾趾縫紋頭端與足跟連線的前 1/3 處；腎俞穴，位於背部第 2 腰椎棘突下旁開 1.5 寸處；腰眼穴，位於第 4 腰椎棘突下，旁開約 3.5 寸凹陷中。

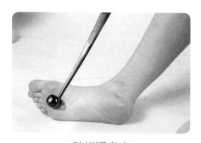

敲打湧泉穴

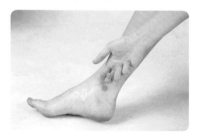

一指禪刺激太溪穴

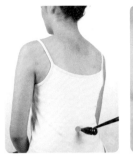
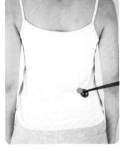
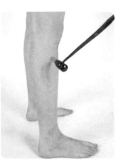

敲打腎俞穴　　　　　　敲打腰眼穴　　　　　　敲打足三里穴

【操作方法】

　　用一指禪法或敲打錘敲打足三里穴、太溪穴、湧泉穴、腎俞穴、腰眼穴，每次 50 下，每日 2 ～ 3 次。

【治療原理】

　　中醫認為，腰眼穴位於「帶脈」之中，為腎臟所在。腎喜溫惡寒，腰眼穴配合腎俞穴、太溪穴能溫煦腎陽、調暢氣血；內經有雲：「腎出於湧泉，湧泉者足心也。」湧泉穴可以養腎氣、滋腎水，是強腎的要穴；足三里穴能補中益氣、扶正袪邪。以上穴位聯用，能強腎健體、調養一身之氣血。

強腎操

　　1. 取站立位，雙手叉腰，四指用力按揉腰部 3 分鐘，以產生酸脹感為宜。然後身體稍稍後仰，深呼吸 5 秒鐘，回正。以上操作重複 10 次。

　　2. 取仰臥位，把兩膝充分彎曲往腹內收，雙手緊緊抱膝關節，然後分別向左右兩側傾斜，手臂儘量貼床，每次 30 ～ 50 下。

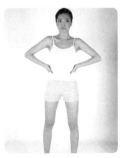
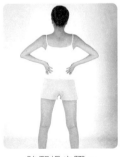
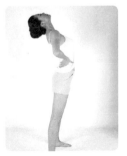

強腎操步驟 1　　　　　強腎操步驟 2　　　　　強腎操步驟 3

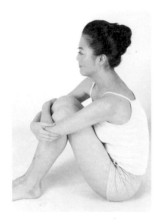
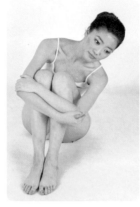
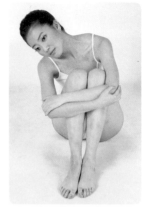

強腎操步驟 4　　　　　　強腎操步驟 5　　　　　　強腎操步驟 6

【健康小提示】

（1）冬天注意保暖。調查發現，在冬天不論是腎功能惡化還是透析的新病人，都遠超過其他季節，主要是因為低溫下血管收縮，血壓驟升，小便量減少，容易使腎臟出問題。

（2）不要亂吃藥。許多市售的止痛藥、感冒藥和中草藥都有腎臟毒性，不要自己擅自服藥。對醫師開出的抗生素、止痛藥也應該仔細閱讀說明書，瞭解其副作用。

（3）不暴飲暴食。攝取太多蛋白質和鹽分，會加重腎臟負擔。此外，運動飲料含有額外的電解質與鹽分，腎病患者不宜飲用這類飲料。

（4）適量飲水不憋尿。尿液瀦留在膀胱，就如同下水道阻塞後容易繁殖細菌一樣，細菌會經由輸尿管感染腎臟。

PART
04

敲打消滅「辦公室裡的小毛病」

光鮮亮麗的城市裡，一群光鮮亮麗的人，享受著現代化帶來的種種便利，卻不料，身體離原生態越來越遠：螢幕臉、加班眼、滑鼠手、簡訊指、電腦椎、沙發臀、憋尿腎、經濟艙腿、MP3耳、路怒心……我們身體的每一部分，都紛紛亮起了紅燈。

2010年，一名23歲的女白領在網上公布藥單，引起了12萬網友的共鳴，一句「人人都有都市病」的訴說，更像是說進了眾人的心裡。一位從事互聯網工作的朱先生就發現，幾乎每張辦公桌上都擺著藥瓶：維生素、胃藥、碘片，甚至還有治療抑鬱、失眠等精神類疾病的藥物。

一隻敲打錘，在辦公室裡也能養生保健。我們針對辦公室白領們常見的疾病進行分析，制定了簡單有效的敲打療法，希望能對各位白領們有所幫助。讓您在敲敲打打的快樂中，擺脫這些煩惱，恢復健康。

一、滑鼠手——所謂的腕管綜合症

「滑鼠手」通俗而狹義的講就是「腕管綜合症」，是指人體的正中神經以及進入手部的血管，在腕管處受到壓迫所產生的症狀，主要會導致食指和中指僵硬疼痛、麻木與拇指肌肉無力感。現代越來越多的人每天長時間的接觸、使用電腦，這些上網族多數每天重複著在鍵盤上打字和移動滑鼠，手腕關節因長期密集、反覆和過度的活動，導致腕部肌肉或關節麻痺、腫脹、疼痛、痙攣，使這種病症迅速成為一種日漸普遍的現代文明病。有人將這種不同於傳統手部損傷的症狀群稱為「滑鼠手」。廣義的來説，一切因為使用滑鼠而導致的上肢（手臂、手腕、手掌、手指）不適，都應該稱之為「滑鼠手」或是「滑鼠傷害」，除了上述手指手部的症狀，還包括肩部甚至頸部的不適，手腕和前臂肌肉的疲勞酸脹、手腕的僵硬、手掌的酸澀。

敲打治療滑鼠手

【所選穴位】

大陵穴、陽池穴、曲池穴、手三里。大陵穴，在腕掌橫紋的中點處，當掌長肌腱與橈側腕屈肌腱之間；陽池穴，在手背間骨的集合部位；曲池穴，取穴時屈肘成直角，在肘橫紋外側端與肱骨外上髁連線中點；手三里穴，在陽溪、曲池2穴的連線上，曲池穴下2寸處。

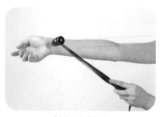

敲打大陵穴

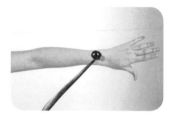

敲打陽溪穴

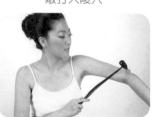

敲打曲池穴

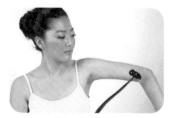

敲打手三里穴

【操作方法】

　　用敲打錘敲打大陵穴、陽池穴、曲池穴、手三里穴，每次每穴 3～5 分鐘，每日 3 次。

【治療原理】

　　大陵穴、陽池穴、曲池穴、手三里穴 4 穴配合使用，可以活血通絡、強健筋骨，有效地改善手腕等部位的血液循環，敲打以上穴位可以有效地治療「滑鼠手」。

【健康小提示】

如何遠離「滑鼠手」？

（1）模擬彈鋼琴：將五指張開，並將手置於水平面上，每次抬起一根手指，慢慢加速。然後換另一隻手，來回做練習。練習時找到一定的節奏，並試著盡可能地做快做久。

（2）觸摸掌心：伸展開手指，在每次用一根手指去觸碰掌心的同時保持其他手指盡可能伸直，這會有助於肢體的協調性。當動作熟練後，你可以嘗試挑戰練習的速度。

（3）不暴飲暴食。攝取太多蛋白質和鹽分，會加重腎臟負擔。此外，運動飲料含有額外的電解質與鹽分，腎病患者不宜飲用這類飲料。

（4）揉搓紙團：用一隻手把紙搓成一小團，把紙拉平後再重複。

二、鍵盤肘——手指發麻、手部肌肉僵硬

　　長期使用電腦鍵盤和滑鼠，可能與一種稱為「腕關節綜合症」的疾病掛上鉤，出現食指或中指疼痛、麻木和拇指肌肉無力感，發展下去可能導致神經受損，進而引起手部肌肉萎縮，稱為「鍵盤肘」。因為每天重複在鍵盤上打字或移動滑鼠，手腕關節長期、密集、反覆和過度活動，導致周圍神經損傷或受壓迫，使神經傳導被阻斷，從而造成手掌的感覺與運動發生障礙。另外，肘部經常低於手腕，而手高高地抬著，神經和肌腱經常被壓迫，手就會開始發麻，手指失去靈活性，且造成關節痛。

手指頻繁地用力，還會使手及相關部位的神經、肌肉因過度疲勞而受損，造成缺血、缺氧而出現麻木等一系列症狀。因此，針對此種病症，採取敲打療法，刺激穴位，舒筋活絡，可以起到很好的防治作用。

敲打治療鍵盤肘

【所選穴位】

曲池穴、肩髃穴、外關穴。曲池穴，取穴時，屈肘成直角，在肘橫紋外側端與肱骨外上髁連線中點；肩髃穴，位於肩峰下，上臂外展平舉時，肩前呈現凹陷處；外關穴，位於腕背橫紋上2寸，橈、尺骨之間凹陷中。

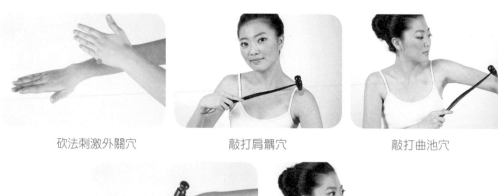

砍法刺激外關穴　　　　　敲打肩髃穴　　　　　敲打曲池穴

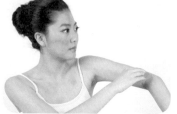

敲打外關穴　　　　　指尖擊打曲池穴

【操作方法】

用敲打錘或者指尖擊打法刺激曲池穴、肩髃穴，每次每穴 80 ～ 100 下；用敲打錘或者砍法刺激外關穴 100 ～ 120 下。以上操作每日 3 次。

【治療原理】

曲池穴、肩髃穴、外關穴都是治療骨關節疾病的要穴，3 穴聯合應用，可以舒經活絡、緩急止痛，對「鍵盤肘」的治療效果奇佳。

【健康小提示】

如何遠離「滑鼠手」？

在大家使用鍵盤的時候，兩肘一般都是處於懸空狀態，而且肩關節有種下垂的感覺，頸椎成 45°向前拉的感覺。長時間這樣會對大家的身體包括視力產生極大的危害。

那麼「鍵盤肘」要怎麼治療和預防呢？上面的介紹屬於比較專業的治療，其實在日常生活中我們應對「鍵盤肘」很簡單，大家都知道伸懶腰這個動作吧，治療「鍵盤肘」不需要太複雜的動作，只需要大家經常伸懶腰就好，在使用電腦久了之後，伸一個長長的懶腰，伸懶腰的時候儘量把雙臂抻直，上身向後壓。建議大家每 30 分鐘就伸一次懶腰，這樣可以很有效的預防「鍵盤肘」的發生。伸懶腰還可以明顯緩解疲勞。

三、老頭腰——年輕族群也會罹患的老年病

過去，一直被稱為老年病的腰椎間盤突出症，現在卻有明顯年輕化趨勢。2009 年曾有專家披露，中國城市患者中有一半是 35 歲以下的年輕人，其中大多數為從事伏案工作的白領人群。從過去的農田勞作，到後來的車間工作，再到如今的蝸居辦公室，人們從事的體力勞動越來越少，活動範圍越來越小，坐著的時間越來越長。於是，需要承受外力的椎間盤終於不堪重負，過早地出現各種問題。一般來說，現代人最常見的是各種肌肉軟組織勞損，如腰肌勞損、頸肩部酸痛等。雖然算不上什麼嚴重的疾病，但如不重視，會導致脊柱結構老化加速，如椎間盤突出、骨質增生，表現為頸部、腰部酸痛，一側上肢或下肢的竄痛、麻木等。可謂是「二三十歲的人，六七十歲的腰腿」，因此平常要注意調養和保護我們的腰。

敲打治療老頭腰

【所選穴位】

大椎穴、肩井穴、風門穴、肺俞穴、脾俞穴、腎俞穴。大椎穴，位於第 7 頸椎棘突下凹陷處；肩井穴，在大椎穴與肩峰連線中點，肩部最高處；風門穴

在背部，當第2胸椎棘突下，旁開1.5寸處；肺俞穴，在背部，當第3胸椎棘突下，旁開1.5寸處；脾俞穴，在第11胸椎棘突下，旁開1.5寸處；腎俞穴，位於在第2腰椎棘突下，旁開1.5寸處。

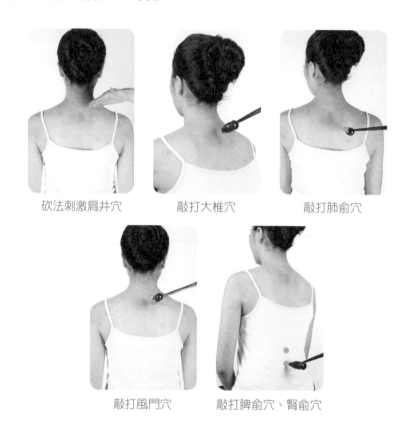

砍法刺激肩井穴　　　敲打大椎穴　　　敲打肺俞穴

敲打風門穴　　　敲打脾俞穴、腎俞穴

【操作方法】

用敲打錘或者叩擊法刺激大椎穴100下；用砍法刺激肩井穴3～5分鐘；用敲打錘敲打風門穴、肺俞穴、脾俞穴、腎俞穴，每次每穴100下。以上操作每日3次。

【治療原理】

敲打肺俞穴、脾俞穴、腎俞穴、大椎穴可以養氣血、強筋骨，對腰部疾病的治療有很好的效果。肩井穴、風門穴是治療腰部痺證的要穴，敲打此穴可以有效地緩解疼痛。

【健康小提示】

（1）「老頭腰」跟久坐不動有關，所以應該每坐一個小時，就起來活動 10 分鐘，扭扭腰、動動腿、去趟廁所，減少在電腦前的時間。

（2）午餐後或者下午茶的時間，最好能走出大樓，到樹木多的地方呼吸一下新鮮空氣，還能減小室內空氣污染對呼吸系統的損害。

（3）多外出，多活動，有利於緩解精神壓力，不僅能讓人心態平和，還能起到養護腸胃的作用。

四、蘿蔔腿——女性朋友們的天敵

　　「蘿蔔腿」，指那些腳脖子很細，小腿肚卻很大，不成比例的人，從正面照鏡子就能分辨，雙腳併攏看看小腿肚是不是向外撇得很明顯。通常「蘿蔔腿」的形成，在於長期做跳躍或踮腳尖的動作，使小腿後側的腓腸肌過度使用而僵硬肥大。「蘿蔔腿」分成三大類型，形成原因皆不同，瘦腿祕訣也不一樣，須先找出原因，才能有效甩掉「蘿蔔腿」。肌肉型「蘿蔔腿」保養須加強運動前、後的暖身操，以避免肌肉細胞過度肥大的現象；脂肪型「蘿蔔腿」除了加強局部的運動外（快步走或抬腿運動），還要做一些加強下半身的血液循環的運動；水腫型「蘿蔔腿」，多數人屬於此類，水腫型「蘿蔔腿」與體型無關，主要為血液循環不良所造成，大多與職業、懷孕、腿部活動量、遺傳、及藥物服用有關，因此，要注意調理和保養。

敲打治療蘿蔔腿

【所選穴位】

　　足三里穴、陽陵泉穴、委中穴、昆侖穴、湧泉穴。足三里穴，在外膝眼下 3 寸，脛骨外側約 1 橫指處；陽陵泉穴，位於小腿外側，當腓骨小頭前下方凹陷處；委中穴，位於膕窩橫紋的中點；昆侖穴，位於外踝尖與跟腱中點凹陷處；湧泉穴，在人體足底，位於足前部凹陷處第 2、第 3 趾趾縫紋頭端與足跟連線的前 1/3 處。

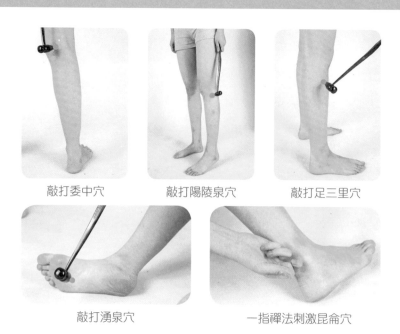

敲打委中穴　　　　　敲打陽陵泉穴　　　　　敲打足三里穴

敲打湧泉穴　　　　　一指禪法刺激昆侖穴

【操作方法】

　　用敲打錘刺激足三里穴、陽陵泉穴、委中穴、湧泉穴，每次每穴 2～3 分鐘，以產生酸脹感為宜；用一指禪法刺激昆侖穴 3～5 分鐘。以上操作每日 3～4 次。

【治療原理】

　　敲打足三里穴、陽陵泉穴、委中穴、湧泉穴可以調氣血、消水腫，對「蘿蔔腿」的治療有很好的效果。昆侖穴可以治療肢體腫痛，為治療「蘿蔔腿」的主要穴位。

【健康小提示】

（1）勿泡熱水澡或高溫水泡腳，水溫以 38℃左右為宜。

（2）勿用力敲打、過度按摩，或施壓搓推腿部；須以柔和動作按摩肌肉。

（3）勿未穿彈性襪爬山、跑步，或進行激烈運動。

（4）勿整天坐著，又不喝水，應經常補充水分促進血液循環。

（5）勿長時間穿高跟鞋逛街或跳舞，儘量找時間做緩解靜脈高壓的動作。

（6）勿穿壓力過緊且沒醫療功效的彈性襪，否則會使血管壓力過高。

五、電腦眼——善待你的靈魂之窗

電腦眼的全稱是「電腦眼病綜合症」，是因長期進行電腦操作使眼睛產生灼熱、疲勞等感覺的病症，並常常伴隨視物模糊、視力下降、眼睛乾澀、發癢、疼痛、畏光等多種不適現象的發生。誘發因素：（1）視覺疲勞：操作者眼睛在影片、檔案和鍵盤之間頻繁移動，雙眼不斷地在各視點及視距間頻繁調節，加上影片的閃爍、反光和炫目造成視覺疲勞。（2）精神緊張和神經失調：電腦作業是一項腦、眼、手密切配合的工作，具有緊張的腦力勞動和複雜的手工操作的特點，久而久之，會導致精神高度緊張和神經失調。（3）眼睛的自潔能力減弱：眨眼次數只及平時的1/3，因而減少了眼內潤滑劑和酶的分泌。經常敲打眼睛周圍的穴位可以很好地保護自己的眼睛。

敲打治療電腦眼

【所選穴位】

攢竹穴、風池穴、睛明穴、四白穴、陽白穴、翳明穴。睛明穴，取穴時閉目，鼻根兩旁，在目眥之內上方凹陷中，相當眶內緣處；攢竹穴，在臉部，眉毛內側邊緣凹陷處即是；風池穴，位於後頸部的髮際，在胸鎖乳突肌上端與斜方肌上端之間的凹陷中，風府穴兩旁；四白穴，取穴時目正視，瞳孔之直下1橫指處，當眶下孔凹陷處取穴；陽白穴，位於前額部，當瞳孔直上，眉上1寸；翳明穴，在頸部，翳風穴（乳突與下頜角之間凹陷處）後1寸處。

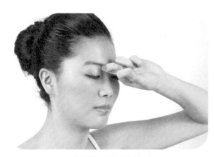
一指禪刺激攢竹穴

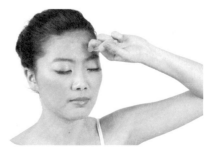
一指禪刺激陽白穴

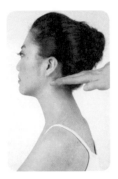
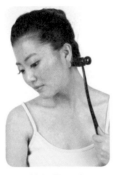
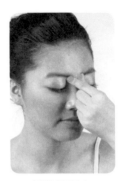
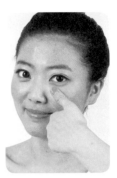

| 砍擊風池穴 | 敲打翳明穴 | 揉按睛明穴 | 按壓四白穴 |

【操作方法】

　　用一指禪手法刺激攢竹穴、陽白穴，每次每穴 3 ～ 5 分鐘；用砍法刺激風池穴 100 下；敲打錘刺激翳明穴 3 ～ 5 分鐘；按壓睛明穴、四白穴，每次每穴 2 ～ 3 分鐘。以上操作每日 3 次。

【治療原理】

　　敲打攢竹穴、陽白穴、翳明穴、睛明穴、四白穴能有效地改善眼部的氣血運行，有明目醒神的功效；敲打風池穴可以清風熱，有效治療眼部疾病。

【健康小提示】

（1）保持終端螢幕良好聚焦，將電腦螢幕放置在比你平時習慣閱讀距離稍遠處。

（2）使電腦螢幕頂端和眼睛處在同一或稍低水準。

（3）使所有相關材料盡可能接近螢幕，以減少頭和眼部的移動和聚焦變化。

（4）減少燈光的反射和閃耀，有規律地安排休息，避免視覺疲勞。

（5）保持終端螢幕乾淨無塵。

（6）通過眨眼保持眼部濕潤，防止眼球乾燥。

（7）到眼科醫生處就診諮詢，因為某些人平時也許不必戴眼鏡，但在電腦螢幕前可能需要佩戴矯正眼鏡。

（8）可以在桌上泡一杯菊花茶，時時飲用。菊花對眼睛疲勞、視力模糊有很好的療效。

╱六、螢幕臉──低頭族群須特別注意╱

「螢幕臉」是一種形象的說法，它更多的是指心理上的疾病。對於現代都市白領來說，電腦和手機毫無疑問已經成為他們最親密的夥伴，他們和電腦、手機在一起的時間往往比與家人在一起都長，他們接觸鍵盤、滑鼠以及螢幕的次數超過了所有其他物品。這樣的「親密接觸」，自然不是無代價的，由電腦和手機帶來的新「電子職業病」正在困擾白領們。

天天與電腦打交道的人，長期面對電腦螢幕，不知不覺中會生出一張表情淡漠的臉，影響日常的人際交往，且容易產生人格障礙與性格異常。長時間的人機對話會出現臉部表情不豐富甚至無表情、表情淡漠的情況。另外，螢幕輻射產生的靜電，最易吸附灰塵，長時間面對電腦，更容易導致斑點與皺紋，因此注意平時的護理與調節是非常重要的。

敲打治療螢幕臉

【所選穴位】

肺俞穴、腎俞穴、肝俞穴、氣海穴、印堂穴、太陽穴、陽白穴。肺俞穴，在背部，位於第 3 胸椎棘突下，旁開 1.5 寸處；腎俞穴，位於在第 2 腰椎棘突下，旁開 1.5 寸處；肝俞穴，位於第 9 胸椎棘突下，旁開 1.5 寸；氣海穴，位於前正中線上臍下 1.5 寸，取穴時，可採用仰臥的姿勢，該穴位於人體的下腹部，直線連接肚臍與恥骨上方，將其分為 10 等分，從肚臍 3/10 的位置，即為此穴；

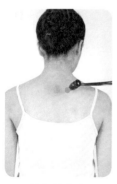
敲打肺俞穴

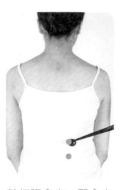
敲打肝俞穴、腎俞穴

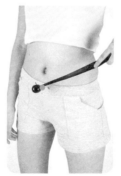
敲打氣海穴

印堂穴，在鼻根處向上，兩眉梢連線的中心位置；太陽穴，位於耳廓前面，前額兩側，外眼角延長線的上方；陽白穴，位於前額部，當瞳孔直上，眉上 1 寸。

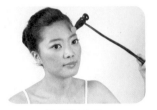

敲打陽白穴

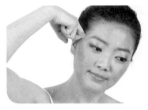

一指禪刺激太陽穴

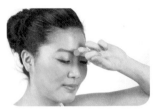

一指禪刺激印堂穴

【操作方法】

用敲打錘敲打肺俞穴、腎俞穴、肝俞穴、氣海穴、陽白穴，每次每穴 100 下；用一指禪法刺激印堂穴、太陽穴，每次每穴 80 ～ 100 下。以上操作每日 3 次。

【治療原理】

敲打上述穴位，可以調理臉部的氣血，有效地營養臉部肌肉，緩解臉部的僵硬狀態，從根本上治療「螢幕臉」。

【健康小提示】

（1）在日常操作電腦時，眼睛與電腦螢幕應保持不少於 70 釐米的距離。硬體上，應配置一台輻射較小、沒有炫光、顯示穩定的電腦，有液晶螢幕更好。同時，要挑選適合自己的電腦桌椅，調節到最適合自己的位置。

（2）要注意眼睛休息，最好 1 小時休息 10 分鐘，每天做 2 次眼保健操。上網結束後，第一項任務就是潔膚，用溫水加上洗面乳徹底清洗面龐，將靜電吸附的塵垢洗掉，塗上溫和的護膚品。久之可減少傷害，潤膚養顏。

（3）適當多照鏡子。照鏡子可及時發現自己臉部表情的改變，可以指導我們根據退化或是改善情況及時加以調整；同時也可能讓我們發現自己臉部的可愛之處、激發自信，從而更多地提醒自己注意調整表情。

（4）做些表情操。盡可能誇張地做 a、e、i、o、u 的口型，再對著鏡子，依次把喜、怒、憂、思、悲、恐、驚等表情盡可能逼真地做一遍。

七、玻璃胃 —— 要保護脆弱的腸胃

現代人的胃似乎已經變得越來越脆弱。稍微吃多點會脹痛、多餓一會兒會隱痛，吃得辣一點會拉肚子。胃藥幾乎成為每個都市人的必備藥。這些症狀在檢查時看不出什麼器質病變，在醫學上叫功能性胃腸病，與都市人胃動力不足、生活習慣不好有關。當人覺得緊張、壓力大時，就會沒胃口，長期如此則會對腸胃產生慢性損害，導致胃動力不足。同時，現代人常常沒空不吃，有空猛吃，一日三餐不定點、不定量，再堅強的腸胃也會受不了。因此，為了我們能擁有一個健康的體魄，我們必須要好好規畫自己的飲食，好好護理和調養好我們的胃。

下面是針對「玻璃胃」的一些敲打療法，希望能給各位白領們提供一些幫助。

敲打治療玻璃胃

【所選穴位】

足三里穴、尺澤穴、委中穴、天樞穴、上脘穴。足三里穴，在外膝眼下 3 寸，脛骨外側約 1 橫指處；尺澤穴，應讓患者採用正坐、仰掌並微曲肘的取穴姿勢，尺澤穴位於人體的手臂肘部，取穴時先將前臂上舉，在肘橫紋上當手臂內側中央處粗腱的外側處；委中穴，位於膕窩橫紋之中點；天樞穴，在腹中部，平臍中，距臍中 2 寸；上脘穴，取仰臥位，在上腹部，前正中線上，當臍中上 5 寸。

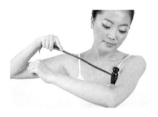

敲打尺澤穴

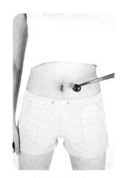

敲打天樞穴

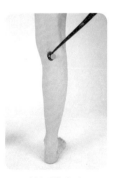

敲打委中穴

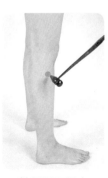

敲打足三里穴

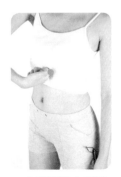

一指禪刺激上脘穴

【操作方法】

　　用敲打錘敲打足三里穴、尺澤穴、委中穴、天樞穴，每次每穴80～100下；用一指禪法刺激上脘穴 100 下。以上操作每日 3 次。

【治療原理】

　　足三里是治療脾胃疾病的第一要穴，配合上脘穴、尺澤穴、委中穴、天樞穴，可以健脾陽、養胃氣，為治療「玻璃胃」的最佳穴位組合。

【健康小提示】

(1) 應避免進食含氣的食物，例如蛋奶類，打發的奶油、打發的蛋白霜，還有汽水。有些人認為喝汽水能助人打嗝，但其實打嗝雖能令人感覺胃部舒服，但大部分的氣仍留在腸內。

(2) 應避免消化不良，消化不良時可進行合理的飲食控制。腹脹患者更應在飲食中減少含糖量高食物及牛奶等脹氣食品的攝取。

(3) 腹痛預防與調攝的大要是節飲食，適寒溫，調情志。寒痛者要注意保暖，虛痛者宜進食易消化食物，熱痛者忌食肥甘厚味和醇酒辛辣，食積者注意節制飲食，氣滯者要保持心情舒暢。

八、憋尿腎 —— 多排尿有助防膀胱癌

　　久坐不動的人，泌尿系統也難逃毒手。中國性學會 2009 年公布的「男性健康 10 年普查計畫」的結果表明，前列腺炎已成為危害男性健康的首要大疾，而辦公室白領、開車人士，都是前列腺炎的高發人群。憋尿也成為一個繞不過去的現實。有關專家指出，憋尿會使膀胱受到尿液中代謝產物和有毒物質的刺激，並易引發感染，出現尿頻尿急等問題。長期如此，男性和女性的生育能力都會受影響，還可能導致腰痛、痛經、性交疼痛等問題。因此，針對「憋尿腎」的情況我們該採取什麼措施去預防和治療就是一個很多人關注的問題，下面就讓我們一起來了解敲打療法是如何來預防和治療「憋尿腎」，這個白領中的常見疾病。

敲打治療憋尿腎

【所選穴位】

　　關元穴、水道穴、歸來穴、腰陽關穴、俞府穴、步廊穴。關元穴，位於臍下3寸，肚臍下緣和恥骨上緣連線的中點；水道穴，在下腹部，當臍中下3寸，距前正中線2寸；歸來穴，在下腹部，當臍中下4寸，距前正中線2寸處；腰陽關穴，位於第4腰椎棘突下；俞府穴，位於鎖骨下緣前正中線旁開2寸處；步廊穴，位於第5肋間隙，前正中線旁開2寸處。

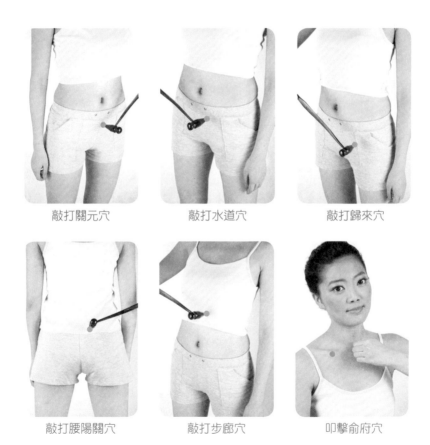

敲打關元穴　　　　　敲打水道穴　　　　　敲打歸來穴

敲打腰陽關穴　　　　敲打步廊穴　　　　　叩擊俞府穴

【操作方法】

　　用敲打錘敲打關元穴、水道穴、歸來穴、腰陽關穴、步廊穴，每次每穴80～100下；用叩擊法刺激俞府穴100下。以上操作每日2～3次。

【治療原理】

「腎主水」，調理腎臟要選擇強腎利水的穴位。以上穴位能強壯腎臟、利水消腫，使周身水液運行有度，能很好地治療「憋尿腎」。

【健康小提示】

（1）國外研究資料表明，排尿次數與膀胱癌的發病率密切相關，排尿次數越少，患膀胱癌的危險性越大，因為憋尿增加了尿中致癌物質對膀胱的作用時間。有研究表明，有憋尿習慣者發生膀胱癌的機率比一般人高 3～5 倍。

（2）憋尿還會引起生理和心理上的緊張，使高血壓患者血壓升高，冠心病患者出現心律失常，甚至心絞痛。

（3）長時間憋尿會使膀胱內的尿液越積越多，含有細菌和有毒物質的尿液未能及時排出，同時憋尿導致膀胱脹大，膀胱壁血管被壓迫，膀胱黏膜缺血，抵抗力降低，因此，細菌就會乘虛而入，大肆生長繁殖，容易引起膀胱炎、尿道炎、尿痛、尿血或遺尿等疾病。

（4）應該每坐 1 個小時，就起來活動 10 分鐘，扭扭腰、動動腿、去趟廁所，減少在電腦螢幕前的時間。

九、游泳圈 ——腰上的好幾層脂肪圈

「游泳圈」，主要是指長時間坐著不動從而造成腹部脂肪堆積的一種狀態，屬於局部組織的肥胖。通常此種人脂肪積聚過多，形態臃腫，超過標準體重很多。目前，此病很常見，尤其是在白領階層，且擁有「游泳圈」的人的數量有逐年上升之勢。

敲打治療游泳圈

【所選穴位】

中脘穴、天樞穴、氣海穴、胃俞穴、腎俞穴、曲池穴。中脘穴，位於人體的上腹部，前正中線上，即胸骨下端和肚臍連接線中點；天樞穴，在腹中部，平臍中，距臍中 2 寸；氣海穴，取穴時，可採用仰臥的姿勢，該穴位於人體的下腹部，直線連接肚臍與恥骨上方，將其分為 10 等分，從肚臍 3/10 的位置；

胃俞穴，位於第 12 胸椎棘突下，旁開 1.5 寸處；腎俞穴，位於第 2 腰椎棘突下，
旁開 1.5 寸處；曲池穴，取穴時，屈肘成直角，在肘橫紋外側端與肱骨外上髁
連線中點即為本穴。

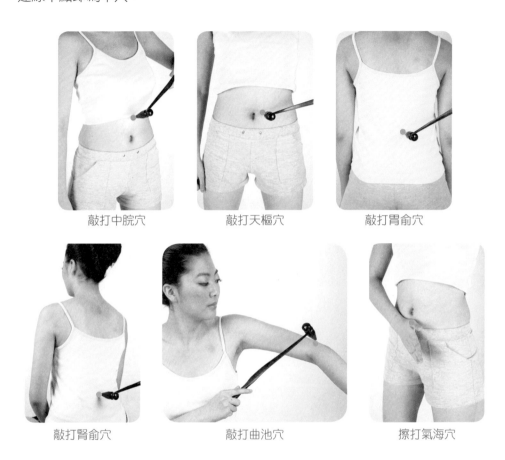

敲打中脘穴　　　　　　　　敲打天樞穴　　　　　　　　敲打胃俞穴

敲打腎俞穴　　　　　　　　敲打曲池穴　　　　　　　　擦打氣海穴

【操作方法】

　　用敲打法刺激中脘穴、天樞穴、胃俞穴、腎俞穴、曲池穴，每次每穴 100 下；
用擦打法刺激氣海穴 3 ～ 5 分鐘。以上操作每日 3 次。

【治療原理】

　　中脘穴、胃俞穴、氣海穴、腎俞穴可以強健脾腎，減少水濕在腰部的滯留；
天樞穴、曲池穴能補益陽氣，促進脂肪的消耗。上述穴位聯合應用，可以有效
地消除「游泳圈」。

（1）養成良好的飲食習慣。吃飯前半個小時吃顆蘋果或喝點水，每頓飯吃七八分飽就行。

（2）「游泳圈」和腸胃是否健康也有很大的關係，要擺脫腸胃病的困擾，調整生活習慣尤為重要。工作應該有張有弛，保證一日三餐，即便你某一次實在沒有時間好好吃飯，也不能等緩過勁來，大吃一頓，那樣很容易掛上「游泳圈」。

（3）少吃多運動，這樣不僅能減少熱量的攝取，還能放鬆心情，有利於減掉「游泳圈」。

十、排便異常 ——不可小覷的便祕習慣

排便異常，是多種疾病的一種症狀，而不是一種病。常見症狀是排便的時間和次數不規律，糞質異常，便溏或者乾硬。由於正常的排便習慣差異很大，攝食種類及習慣、生活習慣、環境因素、精神狀態等都可以影響排便習慣。所以，迄今為止，還很難給排便異常下一個確切的定義。由於引起排便異常的原因很多，也很複雜，因此，一旦發生排便異常，尤其是突然性的、持續時間較長的排便時，應及時到醫院檢查，查找引起其發生的原因，以免延誤原發病的診治，切勿濫用胃腸藥。

在辦公室白領中，由於長期久坐，缺乏運動，經常加班，飲食不規律，導致胃腸功能紊亂，這一症狀也很常見，下面就讓我們一起來看一下，怎樣通過敲打療法來治療便祕，以及我們日常生活中要注意什麼。

敲打治療排便異常

【所選穴位】

中脘穴、天樞穴、關元穴、大腸俞穴、合谷穴。中脘穴，位於人體的上腹部，前正中線上，即胸骨下端和肚臍連接線中點；天樞穴，位於臍中，肚臍旁開2寸；關元穴，位於臍下3寸，肚臍下緣和恥骨上緣連線的中點；大腸俞穴，在腰部，

當第 4 腰椎棘突下，旁開 1.5 寸處；合谷穴，是指一手的拇指、食指張開，以另一手的拇指關節橫紋放在虎口上，拇指指尖下壓處。

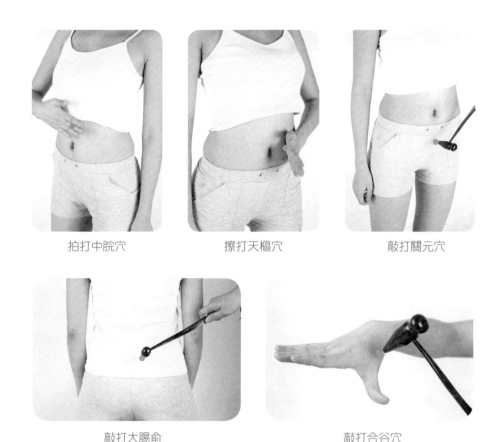

拍打中脘穴　　　　　　擦打天樞穴　　　　　　敲打關元穴

敲打大腸俞　　　　　　　　　敲打合谷穴

【操作方法】

　　用拍打法刺激中脘穴 100 下；用擦打法刺激天樞穴 100 下；用敲打錘敲打關元穴、大腸俞穴、合谷穴，每次每穴 100 下。以上操作每日 2 ～ 3 次。

【治療原理】

　　排便異常多是由於胃腸的功能失調所致。拍打中脘穴，擦打天樞穴，敲打關元穴、大腸俞穴、合谷穴可以健脾利水、清胃和胃，能有效地調理胃腸功能。

（1）飲食因素：一些人飲食過少，食品過精過細，食物中的纖維素、水分等營養元素不足，使胃腸中的有益細菌不能正常生長，不能及時分解胃腸毒素，從而導致胃腸功能紊亂造成排便異常。

（2）沒有養成良好的排便習慣：一些人把排便當作無關緊要，可早可遲的事，忽視定時排便的習慣；或因工作過忙、情緒緊張、旅行生活等，拖延了排便時間，使已到了直腸的糞便返回到結腸；或因患有肛裂和痔瘡等肛門疾病、恐懼疼痛、害怕出血、不敢大便而拖長排便間隔時間。這都可能使機體對糞便排泄的壓力感受反應變遲鈍，使糞便在直腸內停留時間延長，從而引起胃腸裡毒素的蓄積以及有害細菌的滋生，從而導致胃腸功能異常

（3）注意飲食中膳食搭配：平時要多吃綠色蔬菜以及發酵食品（如優酪乳、乳酪等），少吃油膩食品。因為綠色蔬菜中含有大量的維生素、纖維素和發酵食品中含有的有益菌都可以調節胃腸功能，促進毒素排泄，保持腸胃健康。

十一、工作場所抑鬱症 —— 不得忽視的文明疾病

　　工作場所抑鬱症常常表現為某個部位疼痛，或是疲勞、睡不著、吃不下……進一步發展就會造成沒有心情進行日常活動。嚴重的還會導致患者脾氣暴躁，甚至還可能產生自殺的念頭。孕婦和為人妻、為人母、為人下屬的職業女性，是工作場所抑鬱症的易患人群。醫學專家說，科技進步所形成的資訊飽和、工作過量和工作不穩定，都是導致工作場所抑鬱的主要因素。工作場所抑鬱症是繼心臟病之後，第二種最有可能使員工失去工作能力的疾病。如果不採取行動，專家預測，這種疾病蔓延的速度之快，將足以在 2020 年之前超越公路意外、愛滋病和暴力，成為員工死亡和失去工作能力的主要因素。

敲打治療工作場所抑鬱症

【所選穴位】

　　心俞穴、神堂穴、百會穴、太陽穴、天柱穴、內關穴。心俞穴，位於第 5

胸椎棘突下，左右旁開 1.5 寸；神堂穴，位於人體的背部，當第 5 胸椎棘突下，旁開 3 寸；百會穴，在頭頂正中線與兩耳尖連線的交點處，即後髮際正中上 7 寸；太陽穴，位於耳廓前面，前額兩側，外眼角延長線的上方；天柱穴，在項部，大筋（斜方肌）外緣之後髮際凹陷中，約當後髮際正中旁開 1.3 寸；內關穴，在前臂掌側，腕橫紋上 2 寸，掌長肌腱與橈側腕屈肌腱之間。

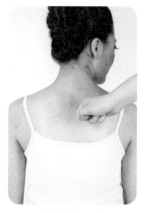
一指禪刺激心俞穴

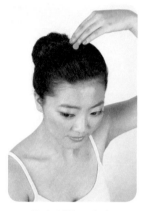
指尖刺激百會穴

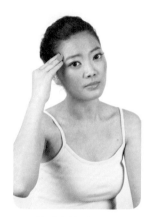
指尖刺激太陽穴

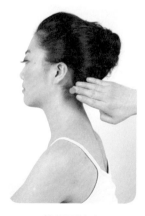
拍打天柱穴

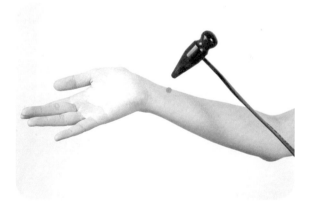
敲打內關穴

【操作方法】

　　用一指禪法刺激心俞穴、神堂穴，每次每穴 100 下；用指尖擊打法刺激百會穴、太陽穴，每次每穴 3 ～ 5 分鐘；用拍打法刺激天柱穴 100 次；用敲打錘刺激內關穴 80 ～ 120 下。以上操作每日 2 ～ 3 次。

【治療原理】

　　敲打心俞穴、神堂穴能清心火，敲打百會穴、太陽穴能靜心安神，天柱穴、內關穴是調理情志的要穴。以上穴位聯合應用，能有效地治療工作場所抑鬱症。

【健康小提示】

（1）輕微的抑鬱症，可透過各種放鬆活動、運動來調節，平時也可參加講座，學習自己控制生活中的壓力。如果病症較重，就要儘早接受治療。

（2）做一些有趣的事情。有計劃地做些輕鬆、愉悅的活動，尤其在週末，譬如打掃房間、聽音樂、逛街等。另外，保持正常規律的生活也很重要。

（3）廣交良友。「朋友是良醫」，交朋友首先是可以傾訴衷腸的知心人，還要結交一些風趣幽默的朋友。養成和朋友經常保持接觸的習慣。

（4）避免服用某些藥物。口服避孕藥、巴比妥類、可的松、磺胺類藥、利血平都可能引起抑鬱症，應儘量避免使用。

（5）多吃些富含氨基酸和維生素 B 的食物，如穀類、魚類、綠色蔬菜、蛋類等，對於擺脫抑鬱症也有裨益。

十二、知識焦慮綜合症 ——資訊爆炸，焦慮的時代病

　　近年來，許多 25 歲到 40 歲的高學歷成年人患了一種奇怪的「病」，沒有任何病理變化，但出現了噁心、焦躁、神經衰弱、精神疲憊等症狀。有關專家認為，這很可能是「知識焦慮綜合症」在作怪，在資訊爆炸時代，人們對資訊和知識的吸收是成平方數增長的，但人類的思維模式還沒有很好地調整到可以接受如此大信息量的階段，由此就會造成一系列的自我強迫和緊張，非常接近神經病學中的焦慮症狀。有關專家說，每天連續看電視、聽廣播的人，以及每天泡在圖書館或上網查資料的人都容易產生這種焦慮綜合症。從職業來看，記者、網站管理人員、廣告業務人員是知識焦慮綜合症的高發人群。

敲打治療知識焦慮綜合症

【所選穴位】

神門穴、太溪穴、三陰交穴、心俞穴、中脘穴、足三里穴。神門穴,位於腕部,腕掌側橫紋尺側端,尺側腕屈肌腱的橈側凹陷處;太溪穴,位於足內側,內踝後方與腳跟骨筋腱之間的凹陷處;三陰交穴,在小腿內側,當足內踝尖上3寸,脛骨內側緣後方,正坐屈膝成直角取穴;心俞穴,位於第5胸椎棘突下,旁開1.5寸;中脘穴,位於人體的上腹部,前正中線上,即胸骨下端和肚臍連接線中點;足三里穴,在外膝眼下3寸,脛骨外側約1橫指處。

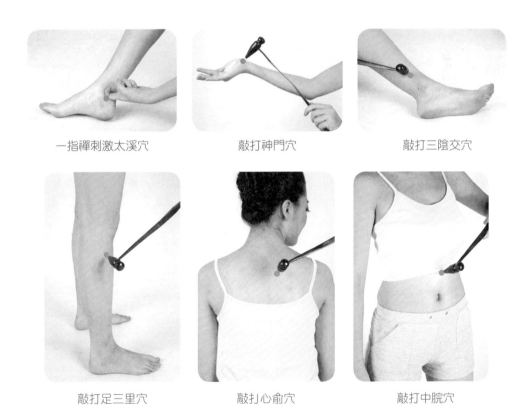

一指禪刺激太溪穴　　　　敲打神門穴　　　　敲打三陰交穴

敲打足三里穴　　　　敲打心俞穴　　　　敲打中脘穴

【操作方法】

用一指禪法刺激太溪穴100下;用敲打錘刺激神門穴、三陰交穴、足三里穴、心俞穴、中脘穴,每次每穴80～100下。以上操作每日3次。

【治療原理】

　　太溪穴配合神門穴、心俞穴可以有效地治療神經衰弱、失眠等病症；三陰交穴、足三里穴、中脘穴能養氣血，調情志。以上穴位聯合應用，能從根本上治療知識焦慮綜合症。

【健康小提示】

（1）在醫生指導下適當補充維生素 C 和有助於神經的藥物。

（2）每日飲水量超過 3 公升。

（3）每天接受資訊的媒介不超過 2 種。

（4）每天的工作列出計畫，儘量減少意外情況的發生。

（5）每天睡前堅持鍛鍊 15 分鐘，每天保證睡眠 9 小時。

（6）生活有規律，減少娛樂，儘量不飲酒。

PART 05

敲敲打打，和疾病說「Bye bye」

敲打療法不是簡單的敲打身體某一部位來養生、治病，而是以經絡學說為理論基礎，通過對穴位以及周圍經絡的持續的、多重的刺激，使全身的氣血得到有效的調理，「所謂氣血一通百病消」，就是這個道理。敲打療法除了傳統的養生保健功能外，還常用於各種常見疾病、慢性疾病、多發性疾病的治療和調養，如類風濕關節炎、感冒、前列腺肥大、三叉神經痛、消化不良、慢性胃炎、更年期綜合症、脫髮等。與保健養生敲打不同的是，在用於治療時，敲打療法在選穴、手法、時間、頻率以及力度上都有自己的特點。

一、感冒——季節交替最常見的疾病

感冒是以外感風邪為主的四時不正之氣（六淫）或兼夾時疫之氣所引起的一種外感發熱性疾病。普通感冒，是由多種病毒引起的一種呼吸道常見病，其中 30 ～ 50% 是由某種鼻病毒引起。普通感冒雖多發於初冬，但任何季節都可發生，不同季節的感冒的致病病毒並非完全一樣。流行性感冒，是由流感病毒引起的急性呼吸道傳染病。病毒存在於病人的呼吸道中，在病人咳嗽、打噴嚏時經飛沫傳染給別人。尤其是年老體弱患者，一旦感冒，多纏綿難癒，或反覆發作。感冒多因外感六淫之邪而致，六淫之邪又以風邪為首。「風為百病之長」，風邪侵襲，善行數變。尤以身體虛弱的人群，每遇氣候變化，寒熱失調時尤易患病。

敲打治療風熱感冒

【所選穴位】

曲池穴、大椎穴、少商穴。曲池穴，位於人體的肘部，即肱骨外上踝內緣凹陷處，取穴時應屈肘；大椎穴，位於後正中線上，第 7 頸椎棘突下的凹陷處；少商穴，位於拇指的橈側指甲外上角 0.1 寸。

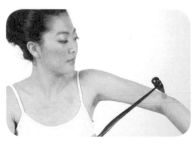
敲打曲池穴

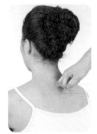
一指禪刺激大椎穴

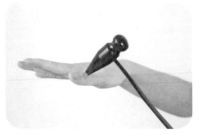
敲打少商穴

【操作方法】

用一指禪法或者敲打錘刺激曲池穴、大椎穴，每次每穴 1 ～ 2 分鐘；用敲打錘敲打少商穴 3 分鐘。以上操作每日 1 ～ 2 次。

【治療原理】

曲池穴可以轉化脾土之熱，燥化大腸經濕熱，提供天部陽熱之氣，有效地

治療咽喉腫痛、牙痛、目赤痛等症狀；大椎穴可以治療虛損、盜汗、勞熱等病症；少商穴為肺經之要穴，可以清風熱，調氣血，可以治療高熱、驚厥、中風等病症。因此以上穴位聯用，對於風熱感冒具有很好的療效。

敲打治療風寒感冒

【所選穴位】

合谷穴、風池穴、大椎穴。合谷穴，是拇指、食指合攏，在肌肉的最高處取穴或拇指、食指張開，以另一手的拇指關節橫紋放在虎口上，拇指下壓處取穴；風池穴，位於後頸部的髮際，在2條粗肌肉（斜肌）兩外側凹陷處；大椎穴，位於後正中線上，第7頸椎棘突下的凹陷處。

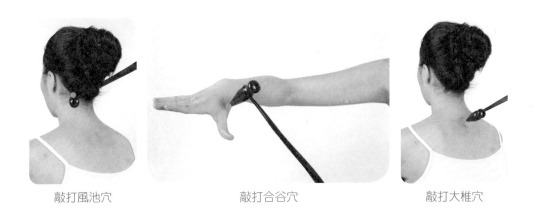

敲打風池穴　　　　　　　敲打合谷穴　　　　　　　敲打大椎穴

【操作方法】

用敲打錘強敲風池穴，中等力度敲打合谷穴，輕敲大椎穴。每個穴位各敲3～5分鐘，每日1次。若敲打後，在大椎穴上加灸3～5壯，效果更佳。

【治療原理】

合谷穴具有鎮靜止痛、通經活絡、清熱解表的功效；風池穴能治療頭痛、眩暈、頸項強痛、目赤痛等感冒症狀；大椎穴能振奮陽氣，驅邪外出，具有治療咳嗽、氣喘、肩背痛等作用，可以益氣壯陽、驅寒解表。因此上述諸穴聯用可以有效地治療風寒感冒。

（1）感冒後，患者多有食欲不振、消化不良等現象，故飲食應清淡質軟，易於消化吸收。飲食宜少量多餐。

（2）感冒多伴有發熱、汗出等症狀，或因服用解表藥而汗出。應及時補充水分，足量的水分還能稀釋血液中的毒素，加速代謝物的排泄，從而減輕感冒的症狀，縮短病程。

（3）蔬果屬鹼性食物，攝食後不利於病毒、細菌等微生物的繁殖，因此，多吃富含鈣、鋅元素及維生素的食物，對病毒有一定的抑制作用。

（4）紅色的食物富含胡蘿蔔素，對感冒的痊癒非常有幫助。

二、慢性腸胃炎——食欲不振、噁心想吐

慢性胃炎是指由不同病因所致的胃黏膜慢性炎症。其主要臨床表現為食欲減退、上腹部不適和隱痛、噯氣、泛酸、噁心、嘔吐等。病程緩慢，反覆發作而難癒。慢性胃炎的發病誘因有許多，長期、大量地飲酒和吸菸、飲食無規律、飲食物過冷或過熱、過食刺激性食物等都易誘發或加重病情。飲食不衛生所導致的胃黏膜受到幽門螺桿菌的感染，而引起的慢性胃炎不易痊癒。急性胃炎治療不徹底，會轉成慢性胃炎。某些藥物會誘發或加重胃炎。

敲打治療慢性腸胃炎導致的吐瀉

【所選穴位】

尺澤穴、委中穴。尺澤穴，取穴時患者採用正坐、仰掌並微曲肘的姿勢，當人體的手臂肘部，取穴時先將手臂上舉，在手臂內側中央處有粗腱，腱的外側處即是此穴（或在肘橫紋中，肱二頭肌橈側凹陷處）；委中穴，位於膕窩橫紋的中點。

【操作方法】

用敲打錘刺激尺澤穴、委中穴，每次每穴 80 ～ 100 下，每日 3 次。

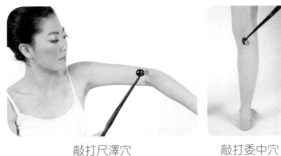

敲打尺澤穴　　　　　　　敲打委中穴

【治療原理】

　　中醫認為，慢性腸胃炎多因飲食不節制，或過食生冷所致。 如食物腐敗變質產生毒性對胃腸道的刺激，或過食不易消化的食物，由此而導致胃陽損傷，造成嘔吐；脾陽損傷，造成腹瀉。

　　尺澤穴具有瀉火降逆的功效；委中穴可以有效治療腹部疼痛，因此 2 穴聯合應用，可以達到降逆止瀉、緩急止痛的作用。

敲打治療慢性腸胃炎兼消化不良

【所選穴位】

　　足三里穴、天樞穴、中脘穴、氣海穴。足三里穴，在外膝眼下 3 寸，脛骨外側約 1 橫指處；天樞穴，在腹中部，平臍中，距臍中 2 寸；中脘穴，位於人體的上腹部，前正中線上，即胸骨下端和肚臍連接線中點即為此穴；氣海穴，位於臍下 1.5 寸。

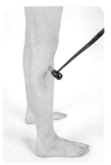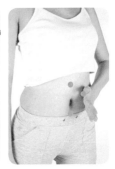

敲打足三里穴　　　擦打天樞穴
　　　　　　　　　中脘穴、氣海穴

【操作方法】

　　敲打足三里穴 120 下；用整個手掌按揉腹部 3 ～ 5 分鐘，至微微發熱為宜，然後擦打天樞穴、中脘穴、氣海穴，每次每穴 2 ～ 3 分鐘，每日 3 次。

【治療原理】

　　敲打足三里穴，可以緩解胃痛、嘔吐、腹脹、消化不良等症狀；敲打天樞穴，

可以緩解便祕、腹脹、腹瀉等症狀；敲打中脘穴可以治療腹脹、腹瀉、腹痛的症狀；敲打氣海穴可以治療繞臍腹痛、脘腹脹滿、食物不消化、大便不通等症狀。因此，諸穴聯用，可以有效地緩解急、慢性腸胃炎，治療消化不良、食欲減退等症狀。

【健康小提示】

患者應該吃一些容易消化及營養豐富的流質或半流質食物，如大米粥、細麵條、蒸蛋等。宜採用少量多餐的方法，每日進食 4 ～ 6 次。

三、呃逆——常見的生理現象，打嗝

呃逆是一個常見的生理現象，又被稱為「打嗝」。打嗝是因為膈肌痙攣收縮而引起的。雖然大部分打嗝現象都是短暫性的，但也有些人持續地打嗝。中醫認為，呃逆由胃氣上逆動膈而成，正如《景嶽全書‧呃逆》所謂：「然致呃之由，總由氣逆。氣逆於下，則直沖於上，無氣則無呃，無陽亦無呃，此病呃之源。」因此，治療以和胃降逆平呃為總則。睛明穴、攢竹穴、眉沖穴、曲差穴、五處穴屬足太陽膀胱經，有調節氣機升降出入、降逆止呃的功效。敲打療法通過敲擊上述穴位，可以有效地治療呃逆的症狀。

敲打治療呃逆

【所選穴位】

攢竹穴、眉沖穴、曲差穴、五處穴。攢竹穴，在眉頭凹陷中；眉沖穴，位於攢竹穴直上，入髮際 0.5 寸處；曲差穴，位於入髮際 0.5 寸，頭中線旁 1.5 寸處；五處穴，位於曲差穴直上 0.5 寸處。

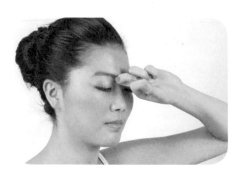

一指禪刺激攢竹穴

【操作方法】

患者取臥位或俯臥位。用一指禪手法刺激攢竹穴，每次 3 ～ 5 分鐘；用指

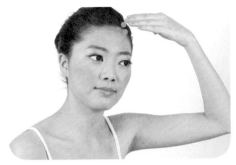

指尖擊打五處穴、眉沖穴、曲差穴

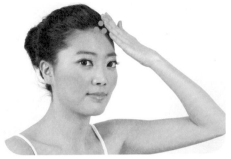

拍打眉沖穴、曲差穴、五處穴

尖擊打或者拍打刺激眉沖穴、曲差穴、五處穴，操作時手指自然併攏，掌指關節微曲，力道柔和均勻，有節奏，敲打頻率每分鐘 80 ～ 100 次，每次 10 分鐘。

【治療原理】

　　中醫認為，呃逆由胃氣上逆動膈而成，正如《景嶽全書‧呃逆》所謂：「然致呃之由，總由氣逆。氣逆於下，則直沖於上，無氣則無呃，無陽亦無呃，此病呃之源。」因此，治療以和胃降逆平呃為總則。

　　晴明穴為足太陽膀胱經的第一穴，其氣血來源為體內膀胱經的上行氣血，乃體內膀胱經吸熱上行的氣態物所化之液；攢竹穴、眉沖穴合用具有吸熱生氣的作用；曲差穴具有降濁的作用；五處穴可以降濁氣。因此上述穴位聯合應用，可以很好地治療呃逆。

四、頭痛——疼痛欲裂的難耐感覺

　　頭痛是患者自我感覺的一種病症，在臨床上較為常見。頭為「諸陽之會」、「清陽之府」。臟腑經絡氣血皆會於頭，故無論外感或內傷都可通過經絡氣血直接或間接地影響頭部而致頭痛。頭痛通常是指局限於頭顱上半部，包括眉弓、耳輪上緣和枕外隆突連線以上部位的疼痛。頭痛的原因繁多，其中有些是嚴重的致命疾患，但病因診斷常比較困難。根據臨床表現，頭痛一般可分為外感頭痛和內傷頭痛兩大類。外感頭痛起病較急，常伴有惡寒、發熱、鼻塞、流涕等症狀。內傷頭痛起病緩慢，時發時止，纏綿難癒。

敲打治療外感頭痛

【所選穴位】

　　風池穴、合谷穴。風池穴，位於後頸部的髮際，在 2 條粗肌肉的斜方肌兩外側凹陷處；合谷穴，是拇指、食指合攏，在肌肉的最高處取穴或拇指、食指張開，以另一手的拇指關節橫紋放在虎口上，拇指下壓處取穴。

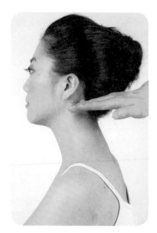

砍擊風池穴

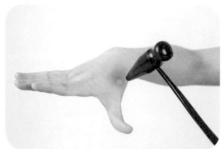

敲打合谷穴

【操作方法】

　　用砍法敲打風池穴，每次 3 ～ 5 分鐘；用敲打錘強敲合谷穴，每次 5 ～ 8 分鐘。以上操作每日 3 次，如果效果不明顯，可再施術 1 ～ 2 次，以產生酸脹感為宜。

【治療原理】

　　頭痛致病原因雖多，但無非外感六淫和內傷七情所致。「傷於風者，上先受之」，所以外感頭痛，以風邪為多。敲打時多選用祛風通絡的典型穴位。

　　合谷穴具有鎮靜止痛、通經活絡、清熱解表、驅趕外邪的功效；風池穴可以治療頭痛、頭重腳輕、眼睛疲勞、頸部酸痛等症狀。上述各個穴位聯用，可以很好地治療外感頭痛。

敲打治療偏正頭痛

【所選穴位】

聽宮穴、百會穴、頭維穴、風池穴。聽宮穴，位於臉部，耳屏前，下頜骨髁狀突的後方，張口時呈凹陷處；百會穴，位於頭頂正中線與兩耳尖連線的交點處，即後髮際正中上 7 寸；頭維穴位於人體的頭側部髮際裡，位於髮際點向上 1 指寬。

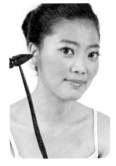

敲打聽宮穴

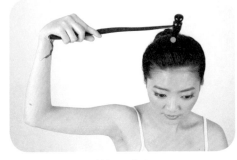

敲打百會穴

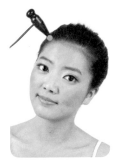

敲打頭維穴

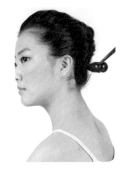

敲打風池穴

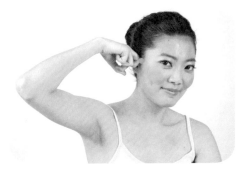

一指禪刺激聽宮穴

【操作方法】

用敲打錘依次敲打聽宮穴、風池穴、百會穴、頭維穴，每次每穴 1～2 分鐘，然後一指禪法強刺激聽宮穴 1 分鐘，最後再重複施術 1 次。以上操作每日 1～2 次。

【治療原理】

風池穴可以治療頭痛、頭重腳輕、眼睛疲勞、頸部酸痛等病症；聽宮穴可

以治療三叉神經痛、頭痛、目眩頭昏等；百會穴可以治療頭痛、頭重腳輕等；頭維穴能夠有效緩解頭痛、目眩等症狀。因此上述各個穴位聯合應用，共奏治療偏正頭痛的療效。

五、三叉神經痛——臉部陣發性神經痛

三叉神經痛，屬中醫「面痛」、「偏頭痛」範疇，容易與牙痛混淆，是一種發生在臉部三叉神經分布區內反覆發作、陣發性的劇烈神經痛。三叉神經痛是神經外科、神經內科常見病之一。多發於年齡在 40 歲以上的中老年人，女性尤多，其發病右側多於左側。疼痛常發生在頭臉部三叉神經分布區域內，以起病急驟、驟停、閃電樣、刀割樣、燒灼樣、頑固性、難以忍受的劇烈性疼痛為其主要的發病特點。中醫認為其病因與頭痛基本一致，多因風寒、風熱阻滯經絡或肝火上逆、氣虛血瘀等因素所致。因此，通過敲打相關穴位，啟動經絡是一個很好的緩解三叉神經痛的方法。

敲打治療三叉神經痛

【所選穴位】

太陽穴、頰車穴、合谷穴、印堂穴、攢竹穴、四白穴。太陽穴，位於耳廓前面，前額兩側，外眼角延長線的上方；頰車穴，把嘴閉上咬緊牙咬肌隆起的地方，當張口時有個凹陷的地方即為此穴；合谷穴，是拇指、食指合攏，在肌

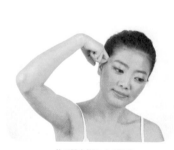
一指禪刺激太陽穴

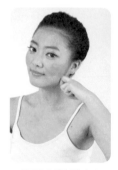
一指禪刺激頰車穴

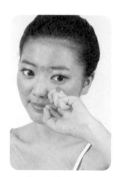
一指禪刺激四白穴
印堂穴、攢竹穴

肉的最高處取穴；印堂穴，位於鼻根處向上，
兩眉梢連線的中心位置；攢竹穴，位於臉部，
在眉毛內側邊緣凹陷處（當眉頭陷中，眶上
切跡處）；四白穴，取穴時目正視，瞳孔之直
下 1 寸（1 寸是指以患者的手指為標準的 1 橫
指），當眶下孔凹陷處取穴。

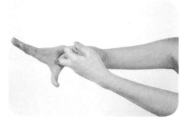

一指禪刺激合谷穴

【操作方法】

　　用一指禪刺激太陽穴、頰車穴（患側）、合谷穴，每次每穴 2 ～ 3 分鐘，
每日 2 次；用一指禪法敲打印堂穴、攢竹穴、四白穴，每次每穴 2 ～ 5 分鐘，
隔日 1 次。以上操作效果不明顯可以再施術 1 次。

【治療原理】

　　三叉神經痛，中醫認為其病因與頭痛基本一致，多因風寒、風熱阻絡或肝
火上逆，氣虛血瘀等原因所致。

　　太陽穴皮下是「三叉神經」所在之處，按摩太陽穴可以給大腦以良性刺激，
能夠解除疲勞、振奮精神、止痛醒腦，緩解三叉神經痛；頰車配合肩俞可以治
療口歪、牙痛、頰腫等症狀；合谷可以有效治療牙痛、牙關緊閉、口眼歪斜等
症狀；印堂穴可以治療三叉神經痛、顏面神經麻痺等；攢竹穴可以治療頭痛、
口眼歪斜等症狀；睛明穴可以治療三叉神經痛；合谷穴可以鎮靜止痛、通經活
絡，對於三叉神經痛、牙痛、牙齦腫痛等具有很好的療效。敲打上述穴位能行
之有效地調整神經，改善組織的營養，加速血液循環，可以很好地預防和治療
三叉神經痛。

六、貧血——面色蒼白，容易暈眩

　　貧血是指人體周邊血中紅血球總量減少至正常值以下的一種常見的
臨床症狀。但由於人體周邊血中紅血球總量的測定技術比較複雜，所以
臨床上一般指周邊血中血紅蛋白的濃度低於患者同年齡組、同性別和同
地區的正常標準。現代醫學將之分為缺鐵性貧血、失血性貧血、溶血性

貧血和再生障礙性貧血。臨床表現為面色蒼白、呼吸急促、心跳加快、困倦乏力、頭暈、耳鳴、腹瀉、閉經、性慾下降等，血液檢查可見紅血球總數、血紅蛋白量均減少。中醫認為貧血應屬於「血虛」、「虛勞」的範疇，多因失血、先天稟賦、飲食失節、情志不調所致。

敲打治療貧血

【所選穴位】

　　足三里穴、血海穴、關元穴、氣海穴、脾俞穴、胃俞穴。足三里穴，在外膝眼下 3 寸，脛骨外側約 1 橫指處；血海穴，取穴時屈膝，在大腿內側，髕底內側端上 2 寸，當股四頭肌內側頭的隆起處；關元穴，位於臍下 3 寸，肚臍下緣和恥骨上緣連線的中點；氣海穴，位於臍下 1.5 寸處；脾俞穴，位於第 11 胸椎棘突下，旁開 1.5 寸處；胃俞穴，位於第 12 胸椎棘突下，旁開 1.5 寸處。

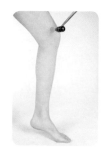
敲打血海穴

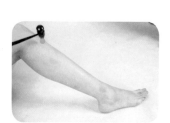
敲打足三里穴

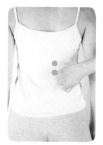
叩擊胃俞穴
脾俞穴

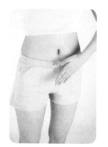
拍打關元穴
氣海穴

【操作方法】

　　用敲打錘敲打足三里穴、血海穴，每次每穴 80 ～ 100 下；用叩擊法敲打脾俞穴、胃俞穴，每次 5 ～ 8 分鐘；用拍打法刺激關元、氣海 2 穴，每次 3 ～ 5 分鐘。以上操作每日 3 次。

【治療原理】

　　貧血多因失血，飲食失調，體質不強，病後體虛或胃腸道功能紊亂所致。足三里穴能調理脾胃、補中益氣、通經活絡，有調節機體免疫力、增強抗病能力的作用；血海穴有養血活血的功效，可以治療血虛、月經不調等病症；關元

穴具有培元固本、補益下焦之功，凡元氣虧損均可使用；氣海穴可以生髮陽氣，治療血虛所致的諸病。脾俞穴、胃俞穴聯用能健脾和胃、利濕升清，可以治療貧血、慢性出血性疾病等病症。因此，上述穴位聯用，可以很好地治療貧血。

七、支氣管炎——咳症雖多，無非肺病

　　支氣管炎是指氣管、支氣管黏膜及其周圍組織的慢性非特異性炎症。臨床上以長期咳嗽、咳痰或伴有喘息及反覆發作為特徵。臨床表現為慢性咳嗽、咳痰或伴有喘息，每年發作持續 3 個月，連續 2 年以上，並能排除心、肺其他疾患而反覆發作，部分病人會發展成阻塞性肺氣腫、慢性肺源性心臟病，是臨床常見多發病。根據臨床表現，一般分為急性支氣管炎和慢性支氣管炎 2 大類。支氣管炎，中醫認為屬於「咳嗽」、「痰飲」等範疇。中醫認為「五臟六腑，無不令人咳。咳症雖多，無非肺病。」支氣管炎的病因雖多，皆可責之於肺。無論外感或內傷均可誘發本病。

敲打治療急性支氣管炎

【所取穴位】

　　肺俞穴、厥陰俞穴、大椎穴、三間穴。取穴時，一般採用正坐或俯臥姿勢。肺俞穴，位於第 3 胸椎棘突下，旁開 1.5 寸；厥陰俞穴，位於第 4 胸椎棘突下，旁開 1.5 寸處；大椎穴，位於第 7 頸椎棘突下的凹陷處；三間穴，微握拳，在食指指根部關節（第 2 掌指關節）後，橈側凹陷處。

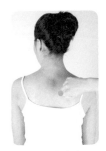
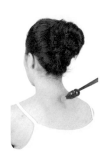
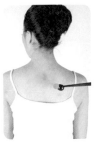
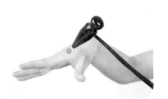

叩擊肺俞穴　　　　敲打大椎穴　　　　敲打厥陰俞穴　　　　敲打三間穴

【操作方法】

用敲打錘在肺俞穴、厥陰俞穴上強敲 6 ～ 10 秒鐘，重複敲 3 次。採用此法時，必須邊呼氣邊進行，隔日 1 次；用敲打錘強敲大椎穴 3 ～ 5 分鐘，同時指掐三間穴（雙）5 分鐘，每日 1 ～ 2 次。

【治療原理】

厥陰俞穴可以外瀉心包之熱，治療咳嗽、胸悶、嘔吐等病症；肺俞穴可以治療肺經及呼吸道疾病，如肺炎、支氣管炎，尤其是急性支氣管炎、肺結核等；大椎穴能益氣壯陽，可以治療咳嗽等肺部疾病；三間穴能瀉熱止痛、利咽。以上諸穴聯用，對急性支氣管炎有很好的療效。

敲打治療慢性支氣管炎

【所選穴位】

肺俞穴、厥陰俞穴、大椎穴、三間穴。取穴時，一般採用正坐或俯臥姿勢。肺俞穴，位於第 3 胸椎棘突下，旁開 1.5 寸；厥陰俞穴，位於第 4 胸椎棘突下，旁開 1.5 寸處；大椎穴，位於第 7 頸椎棘突下的凹

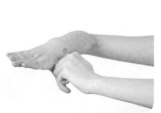 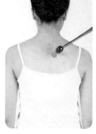

叩擊合谷穴、列缺穴　　　　敲打肺俞穴

陷處；三間穴，微握拳，在食指指根部關節（第 2 掌指關節）後，橈側凹陷處。

【操作方法】

採用叩擊的手法，依次敲打合谷穴、列缺穴、肺俞穴，各強敲 5 分鐘。若仍未緩解，再重複施術 1 次。隔日 1 次。

【治療原理】

肺俞穴可以治療肺經及呼吸道疾病；合谷穴可以鎮靜止痛、通經活絡、清熱解表；列缺穴可以治療咳嗽、氣喘、咽喉腫痛等病症。上述穴位聯用，對慢性支氣管炎有良好的治療作用。

八、哮喘——病變於肺，冬季需特別注意

哮喘，早在《內經》中就有「吼病」、「喘急」、「呴咳」等名稱的描述，至金元時期才以「哮喘」命名。哮喘是臨床常見病、多發病，與其相關的症狀有咳嗽、喘息、呼吸困難、胸悶、咳痰等。典型的表現是發作性伴有哮鳴音的呼氣性呼吸困難。嚴重者可被迫採取坐位或呈端坐呼吸，乾咳或咯大量白色泡沫痰，甚至出現紫紺等。無論成年人或小兒，一年四季均可發病，尤以冬季及氣候急驟變化時發病較多。中醫認為其病變在肺，隨著病程延長，累及脾腎，三臟皆虛。

敲打治療哮喘

【所取穴位】

大椎穴、肺俞穴、合谷穴、豐隆穴。大椎穴，位於第 7 頸椎棘突下的凹陷處；肺俞穴，位於第 3 胸椎棘突下，旁開 1.5 寸；合谷穴，是拇指、食指張開，以另一手的拇指第 1 關節橫紋放在虎口上，拇指下壓處取穴；豐隆穴，取穴時仰臥伸下肢，或正坐屈膝，在小腿前外側，當外踝尖上 8 寸，距脛骨前緣 2 橫指。

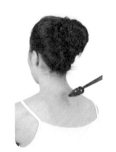
敲打大椎穴

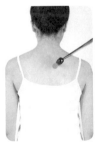
敲打肺俞穴

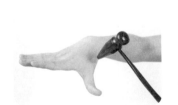
敲打合谷穴

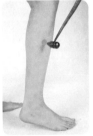
敲打豐隆穴

【操作方法】

患者取坐位，用敲打錘敲打大椎穴、背部兩側的肺俞穴，以中等力度敲打，每次每穴 3 ～ 5 分鐘；用敲打錘敲打合谷穴、豐隆穴，每次每穴 1 ～ 3 分鐘。以上操作每日 1 ～ 2 次。效果如果不明顯，每日可再施術 1 次。

【治療原理】

　　哮喘多因身體素虛或因肺有伏痰，一遇外感風寒、精神刺激、抑鬱或環境驟變、吸入粉塵以及飲食不節等因素，皆可觸動肺內伏痰，而誘發本病。發作時，痰隨氣動，氣因痰阻，相互搏擊，阻塞氣道，肺氣上逆而致哮喘發作。

　　大椎穴可以益氣壯陽；肺俞穴可以治療肺經及呼吸道疾病；合谷穴可以宣瀉氣中之熱，升清降濁，疏風散表，宣通氣血；豐隆穴可以治療咳嗽、痰多等痰飲病症。綜上所述，上述穴位聯合應用，可以有效地治療哮喘。

九、坐骨神經痛 —— 久坐不動者需注意

　　坐骨神經痛由坐骨神經本身或其鄰近組織的病變所引起，表現為沿坐骨神經分區的放射性疼痛。其痛始於臀部，沿股後側、膕窩、小腿後外側面而放射至足背。坐骨神經痛屬於中醫「痺症」範疇，是臨床常見多發病。此病起病較急，先有腰部疼痛，而後疼痛迅速沿一側及大腿後面、小腿後外側向下放射，直至足部外緣。本病多見於中青年男性，近些年來尤其常見於做辦公室工作和使用電腦時間過長的人群，因此用簡單有效的敲打療法來治療和緩解該病是一個很好的選擇。

敲打治療坐骨神經痛

【所取穴位】

　　環跳穴、風市穴、陽陵泉穴、合谷穴、關元俞穴、承山穴。環跳穴，在股外側部，側臥屈股，當股骨大轉子最凸點與骶管裂孔連線的外 1/3 與中 1/3 交點處；風市穴，直立垂手時，大腿外側，中指尖處所指位置即為本穴；陽陵泉穴，位於小腿外側，當腓骨小頭前下方凹陷處；合谷穴，拇指第一個關節的橫紋正對另一手的虎口邊，拇指屈曲按下，指尖所指處就是本穴；關元俞穴，位於身體骶部，當第 5 腰椎棘突下，旁開 2 指寬處；承山穴，位於小腿後面正中，當伸直小腿或足跟上提時，小腿肚下出現尖角凹陷處。

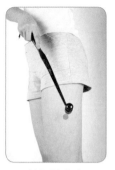

敲打風市穴

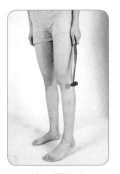

敲打陽陵泉

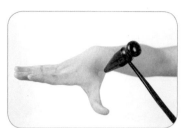

敲打合谷穴

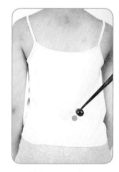

敲打關元俞穴

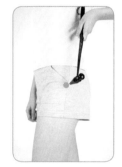

敲打環跳穴

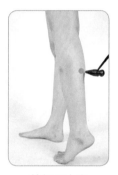

敲打承山穴

【操作方法】

　　用敲打錘依次強敲風市穴、陽陵泉穴、合谷穴、關元俞穴、環跳穴、承山穴，先患側後健側，每次每穴 3 ～ 5 分鐘，片刻後再重複施術 1 次。以上操作每日或隔日 1 次，5 次為 1 個療程。

【治療原理】

　　坐骨神經痛多因風寒濕邪侵襲，阻滯經絡所致。環跳穴主治腰胯疼痛、下肢痿痺等腰腿病症；風市穴主治下肢風痺、中風、半身不遂、麻木不仁等病症；陽陵泉穴主治腰痛、膝蓋疼痛、腳麻痺、關節筋骨痙攣腫痛、抽筋、腰腿疲勞、坐骨神經痛等疾病；合谷穴能鎮靜止痛、通經活絡、清熱解表；關元俞穴外散小腹內部之熱；承山穴常用於治療坐骨神經痛、腓腸肌痙攣、痔瘡、脫肛等。因此，上述穴位聯合應用可以有效地治療坐骨神經痛。

（1）許多疾病都可能繼發坐骨神經痛，如椎間盤突出，坐骨神經附近各組織的病變如髖關節疾病、骶髂關節疾病、脊椎炎、肌炎、子宮及前列腺癌腫、腰骶脊髓及其神經根的腫瘤，等等。所以，出現坐骨神經痛的症狀應先明確病因。

（2）平時多進行有氧運動，可以有效地預防坐骨神經痛的發生。

十、神經衰弱——肝與脾腎功能衰退

　　神經衰弱屬於中醫的「不寐」、「心悸」、「鬱證」、「虛損」的範疇，是由於大腦神經活動長期處於緊張狀態，導致大腦興奮與抑制功能失調而產生的一組以精神易興奮，腦易疲勞，情緒不穩定等症狀為特點的神經功能性障礙。臨床表現極為複雜，一般常見的有頭痛、頭暈、耳鳴眼花、疲勞氣損、消化不良、失眠多夢、心悸健忘、焦慮不安、精神不振、遺精、陽痿或月經不調等症狀。中醫認為，人的意識、思維、情志等活動，皆屬心肝所主，所以神經衰弱多與肝功能活動的衰退或亢進有關，與脾腎功能失調也有一定關係。

敲打治療神經衰弱

【所取穴位】

　　神門穴、百會穴、印堂穴、風池穴。神門穴，在掌側腕橫紋的尺側端，尺側腕屈肌腱的橈側凹陷中；百會穴，在頭頂正中線與兩耳尖連線的交點處，即後髮際正中上７寸；印堂穴，在鼻根處向上，兩眉梢的中心位置；風池穴，位於後頸部的髮際，在兩條粗肌肉的斜方肌兩外側凹陷處。

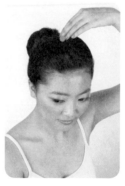
指尖刺激百會穴

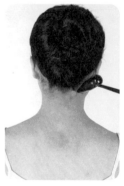
敲打風池穴

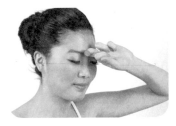
一指禪刺激印堂穴

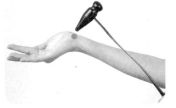
敲打神門穴

【操作方法】

用一指禪敲打印堂穴 1～2 分鐘，指尖擊打百會穴 3～5 分鐘；再用按摩小錘敲打風池、神門 2 穴，每次每穴 1～2 分鐘。然後再重複以上操作，每日 1～2 次，7 次為 1 個療程。

【治療原理】

中醫認為，本病起因多為思慮過度，勞傷心脾；房事不節，腎氣虧損；情志不舒，肝氣鬱滯；肝腎陰虛，虛火上擾；心膽氣虛，神志不寧；臟腑失調，陽不交陰所致。 神門穴主治心病，如心煩、驚悸、怔忡、健忘、失眠等病症；百會穴主治頭痛、頭重腳輕、痔瘡、高血壓、低血壓、宿醉、目眩失眠、焦躁等；印堂穴具有清頭明目、通鼻開竅的作用，可以治療頭痛、前頭痛、失眠等；風池穴可以治療頭痛、頭重腳輕、眼睛疲勞、頸部酸痛、落枕、失眠、宿醉等。上述穴位聯合應用，可以很好地緩解神經衰弱所造成的困擾。

十一、眩暈——暫時無法判斷自身位置

眩暈是包括視覺、本體覺、前庭功能障礙所致的一組症狀群。一般認為眩暈是人的空間定位障礙所致的一種主觀錯覺，對自身周圍的環境、自身位置的判斷發生錯覺。一般來說，頭暈、頭昏相對較輕，而眩暈則較重。眩暈包括搖晃感、漂浮感、升降感。在中醫中則是多因肝風內動所致。中醫認為「諸風掉眩，皆屬於肝」，或濕痰壅遏或氣虛挾痰上擾清竅或腎陰不足，虛火上炎，或命門火衰，虛陽上浮所致。由此觀之，外感六淫，內傷七情皆能致病。眩暈常見症狀為頭暈眼花，起則暈倒，或伴隨兼症，致因不同，兼症亦異。所以治療時要因病制宜。

敲打治療眩暈

【所取穴位】

脑空穴、聽宮穴、百會穴、神庭穴、足三里穴。腦空穴,在頭部,當枕外隆凸的上緣外側,頭正中線旁開 2.25 寸處;聽宮穴,位於臉部,耳屏前,下頜骨髁狀突的後方,張口時呈凹陷處;百會穴,在頭頂正中線與兩耳尖連線的交點處,即後髮際正中上 7 寸;神庭穴,在頭前部入髮際 0.5 寸處;足三里穴,在外膝眼下 3 寸,脛骨外側約 1 橫指處。

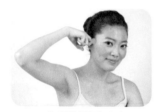
一指禪刺激聽宮穴

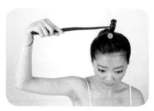
敲打百會穴

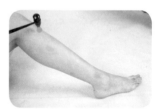
敲打足三里穴

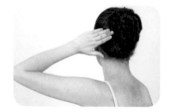
拍打腦空穴

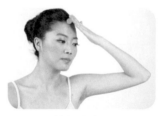
拍打神庭穴

【操作方法】

用一指禪手法刺激聽宮穴 1～2 分鐘;用敲打錘敲打百會穴、足三里穴,每次每穴 3～5 分鐘,以產生酸脹感為宜;拍打腦空穴、神庭穴,每次每穴 1～2 分鐘。以上操作每日 1 次。

【治療原理】

眩暈主要是因為肝風內動所致,或體內濕氣不能排除,也會導致眩暈的產生。

腦空穴可以治療頭痛、頸項強痛、目眩、目赤腫痛等;聽宮穴可以治療三叉神經痛、頭痛、目眩頭昏等病症;百會穴可以治療頭痛、頭重腳輕、目眩失

眠、焦躁等病症；神庭穴可以治療癇證、驚悸、失眠、頭痛、頭暈目眩等病症；足三里穴具有補中益氣、通經活絡、疏風化濕、扶正祛邪的作用。因此上述穴位聯合應用可以很好地治療眩暈。

十二、高血壓—— 中老年族群常見的慢性疾病

高血壓是一種以動脈血壓持續升高為主要表現的慢性疾病，常引起心、腦、腎等重要器官的病變並出現相應的併發症。高血壓多發生在 40 歲以上中老年人，是臨床常見多發病。高血壓屬於中醫的「頭痛」、「眩暈」等範疇，是一種以動脈血壓增高為主要表現的臨床常見綜合症。正常人收縮壓應小於 140mmHg，舒張壓小於或等於 90mmHg。高血壓有原發性高血壓和繼發性高血壓之分。高血壓發病的原因很多，可分為遺傳因素和環境因素兩個方面。 高血壓病除了血壓增高外，還伴有頸後或頭部脹痛，頭暈眼花、心慌，或胸悶、四肢發麻，或頭重腳輕如坐舟中。日久不癒，嚴重者還可引起動脈硬化或誘發中風等病變。

敲打治療高血壓

【所取穴位】

印堂穴、太陽穴、豐隆穴、內關穴、曲池穴、天柱穴、陽陵泉穴。印堂穴，在鼻根處向上，兩眉梢連線的中心位置；太陽穴，位於耳廓前面，前額兩側，外眼角延長線的上方；豐隆穴，取穴時仰臥伸下肢，或正坐屈膝，在小腿前外側，當外踝尖上 8 寸，距脛骨前緣 2 橫指即是；內關穴，在前臂掌側，腕橫紋上 2 寸，掌長肌腱與橈側腕屈肌腱之間；曲池穴，取穴時屈肘成直角，在肘橫紋外側端與肱骨外上髁連線中點；天柱穴，在後髮際正中，左右旁開約 1.3 寸處；陽陵泉穴，位於小腿外側，當腓骨小頭前下方凹陷處。

【操作方法】

敲打錘重敲豐隆、曲池、內關 3 穴，每次每穴 3～5 分鐘；用一指禪手法在印堂穴和太陽穴之間敲打 2 分鐘，之後按揉太陽穴 1～2 分鐘；用敲打錘刺激天柱穴、陽陵泉穴，每次每穴 1～2 分鐘。以上操作每日 1 次。

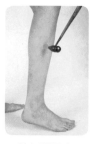

敲打豐隆穴

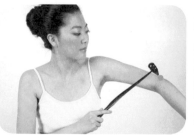

敲打曲池穴

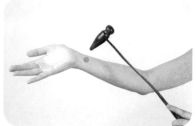

敲打內關穴

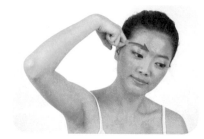

一指禪敲打太陽穴至印堂穴

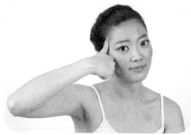

按壓太陽穴

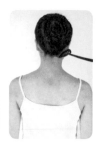

敲打天柱穴

【治療原理】

　　高血壓多因肝腎陰虛，肝陽上亢或腎虛、陰虛陽亢，或受精神刺激、大腦緊張所致。因此可見原發性高血壓是由於「陽亢」（因虛或因實）而導致人體大腦皮質功能紊亂而引起的。

　　印堂穴具有清頭明目、通鼻開竅的作用，可以治療頭痛、前頭痛、失眠、高血壓等病症；太陽穴可以治療頭痛、偏頭痛、眼睛疲勞、牙痛等症狀；豐隆穴可以治療耳源性眩暈、高血壓、神經衰弱、精神分裂症等病症；內關穴有補益氣血的作用；曲池穴可以治療上肢癱瘓、高血壓、蕁麻疹、流行性

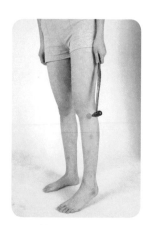

敲打陽陵泉穴

感冒等病症；天柱穴可以治療頸椎酸痛、落枕、五十肩、高血壓、目眩、頭痛、眼睛疲勞等病症；陽陵泉穴可以降濁除濕，能夠治療胃潰瘍、坐骨神經痛、膽囊炎、高血壓、遺尿等病症。因此，上述穴位聯合應用，可以很好地預防和治療高血壓。

十三、肺炎——肺泡與肺間質間的發炎症

　　肺炎是指終末氣道，肺泡和肺間質的炎症。屬中醫「咳嗽」、「肺閉」、「肺風痰喘」等病症範疇，是臨床常見多發病。其症狀可表現為發熱、呼吸急促、持續乾咳，可有單側胸痛，深呼吸和咳嗽時胸痛，有痰，可含有血絲。根據臨床表現，一般分為大葉性肺炎和支氣管肺炎兩類。現代醫學認為，肺炎為肺炎雙球菌引起。中醫認為，肺炎多因衛氣不固、風熱犯肺、內蘊痰濁所致，或因感冒引起。

敲打治療肺炎

【所取穴位】

　　孔最穴、魚際穴、肺俞穴、風門穴、大椎穴、少商穴、十宣穴。孔最穴，在前臂掌面橈側，腕橫紋上 7 寸處；魚際穴，在手掌的大拇指根部；肺俞穴，位於第 3 胸椎棘突下，旁開 1.5 寸處（取定穴位時，一般採用正坐或俯臥姿勢）；風門穴在背部，當第 2 胸椎棘突下，旁開 1.5 寸處；大椎穴，位於第 7 頸椎棘突下的凹陷處。低頭時，用手摸到脖子後最突出的一塊骨頭，就是第 7 頸椎；少商穴，在拇指的橈側指甲旁 0.1 寸處；十宣穴，位於 10 個手指尖端的正中，左右手共 10 個穴。

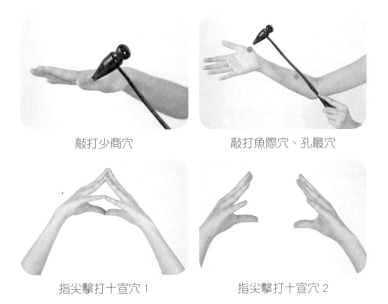

敲打少商穴　　　　　　　敲打魚際穴、孔最穴

指尖擊打十宣穴 1　　　　指尖擊打十宣穴 2

【操作方法】

　　敲打錘重敲豐隆、曲池、內關3穴，每次每穴3～5分鐘；用一指禪手法在印堂穴和太陽穴之間敲打2分鐘，之後按揉太陽穴1～2分鐘；用敲打錘刺激天柱穴、陽陵泉穴，每次每穴1～2分鐘。以上操作每日1次。

敲打風門穴
肺俞穴、大椎穴

【治療原理】

　　中醫治療肺炎主要以清熱宣肺、益氣壯陽為治療準則，清熱宣肺以祛病邪，益氣壯陽以固其本。

　　孔最穴具有肅降肺氣、涼血止血的作用，可以治療咳血、咳嗽、氣喘、咽喉腫痛等肺系病症；魚際穴可以將肺經體表經水導入體內，排泄體內肺經之氣；肺俞穴具有散發肺臟之熱的作用，主治肺經及呼吸道疾病，如肺炎、支氣管炎、肺結核等；大椎穴可以益氣壯陽；風門穴可以運化膀胱經的氣血上達頭部，可以治療各種肺部疾病；少商穴常用於治療肺炎、扁桃體炎；十宣穴具有清熱開竅的功效，常用於各種熱症的治療。上述穴位聯合應用，可以治療各型肺炎。

【健康小提示】

（1）肺炎患者應以清淡飲食為主，忌菸酒。因為油膩的食物、菸酒會刺激呼吸道產生黏液，影響痰液和病菌的排出。

（2）肺炎伴有高燒、咳喘等嚴重症狀時，應及時就診。不要濫用止咳藥，以免影響病菌和痰液不能及時排出體外。

十四、胃及十二指腸潰瘍——消化道的常見疾病

　　十二指腸潰瘍是消化道的常見病，一般認為是由於大腦皮質接受外界的不良刺激後，導致胃和十二指腸壁血管和肌肉發生痙攣，使胃腸壁細胞營養發生障礙和胃腸黏膜的抵抗力降低，致使胃腸黏膜易受胃液消

化而形成潰瘍，潰瘍常為單個性，但也有多個潰瘍。胃和十二指腸球部潰瘍，同時存在時稱複合性潰瘍。胃及十二指腸潰瘍的形成可能與中樞神經系統功能紊亂和胃液中胃酸和胃蛋白酶的消化作用有關，故亦稱消化性潰瘍，屬於中醫學的「胃脘痛」、「胃心痛」、「心口痛」範疇。

敲打治療胃及十二指腸潰瘍

【所取穴位】

　　胃俞穴、腎俞穴、大腸俞穴。胃俞穴，位於第 12 胸椎棘突下，旁開 1.5 寸處；腎俞穴，位於第 2 腰椎棘突下，旁開 1.5 寸處；大腸俞穴，位於人體腰部，當第 4 腰椎棘突下，左右 2 指寬處。

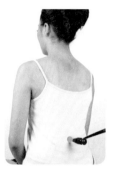 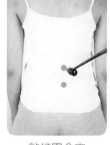

敲打腎俞穴　　　敲打胃俞穴
　　　　　　　　大腸俞穴

【操作方法】

　　用敲打錘敲打胃俞、腎俞、大腸俞，力度由輕到重，每次每穴 1 ～ 3 分鐘。以上操作每日 3 次。

【治療原理】

　　胃及十二指腸潰瘍多因情志不舒，飲食失調，氣滯血瘀，絡脈受損所致，常由慢性胃炎（胃脘痛）轉化而成。

　　胃俞穴主治消化系統疾病，如胃潰瘍、胃炎、胃痙攣、嘔吐、噁心等；腎俞穴可以外散腎臟之熱，以防傳變導致胃熱；大腸俞穴外散大腸腑之熱，可以治療腹脹、泄瀉、便祕、腰痛等病症。因此，上述穴位聯合應用，可以很好地治療胃及十二指腸潰瘍。

敲打治療胃及十二指腸潰瘍所致的胃痛、腹脹

【所取穴位】

　　上脘穴、中脘穴、下脘穴、內關穴、足三里穴。上脘穴，取仰臥位，在上腹部，前正中線上，當臍中上 5 寸；中脘穴，位於人體的上腹部，前正中線上，

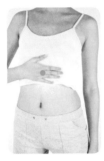
拍打上脘穴

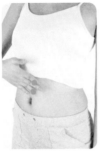
拍打中脘穴
下脘穴

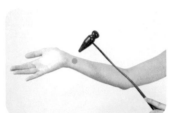
敲打內關穴

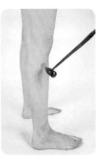
敲打足三里穴

即胸骨下端和肚臍連接線中點即為此穴；下脘穴，取仰臥位，在上腹部，前正中線上，當臍中上 2 寸；內關穴在前臂掌側，腕橫紋上 2 寸，掌長肌腱與橈側腕屈肌腱之間；足三里穴，在外膝眼下 3 寸，脛骨外側約 1 橫指處。

【操作方法】

　　拍打上脘、中脘、下脘 3 穴，每次每穴 1 ～ 2 分鐘；用敲打錘敲打內關穴、足三里穴，每次每穴 3 ～ 5 分鐘。力度以個人病情和體質而定，以上操作每日 3 次。

【治療原理】

　　上脘穴治療胃脘疼痛、腹脹、嘔吐、呃逆、納呆等相關病症；中脘穴治療慢性胃炎、胃痛等；下脘穴主治脘痛、腹脹、嘔吐、呃逆、食穀不化、腸鳴、泄瀉等病症；內關穴，可以治療情志失和、氣機阻滯等病症；足三里穴能補中益氣、通經活絡，通調一身之氣。因此上述穴位聯用，對消化系統潰瘍所致的胃痛、腹脹等症狀有很好的療效。

十五、腹痛——急性與慢性疼痛的治療方法

　　腹痛，是指由於各種原因引起的腹腔內外臟器的病變，而表現為腹部的疼痛。腹痛可分為急性與慢性兩類。其病因極為複雜，包括炎症、腫瘤、出血、梗阻、穿孔、創傷及功能障礙等。腹痛的病變部位比較廣

泛，主要是指胃腕以下，恥骨毛際以上的部位發生疼痛的症狀，是臨床上常見的一種病症。其病因主要是感受寒、熱、暑、濕之邪，飲食失常，情志不舒，或素體陽氣不足，脾陽不振等導致的氣血鬱滯，脈絡痺阻，不通則痛。

敲打治療急性腹痛

【所取穴位】

天樞穴、上巨虛穴、足三里穴。天樞穴，位於腹中部，平臍中，距臍中 2 寸處；上巨虛穴，位於犢鼻穴下 6 寸，足三里穴下 3 寸處；足三里穴，在外膝眼下 3 寸，脛骨外側約 1 橫指處。

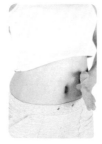
擦打天樞穴

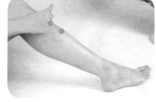
叩擊足三里穴
上巨虛穴

【操作方法】

用擦打法刺激天樞穴 1～2 分鐘；用敲打錘刺激上巨虛穴、足三里穴，每次每穴 1～2 分鐘。以上操作每日 1～2 次。

【治療原理】

天樞穴主治腹脹、腹瀉、臍周圍痛、腹水、消化不良等病症；足三里穴、上巨虛穴聯用調和脾胃，主治腸鳴、腹痛、腹瀉、便祕等腸胃疾患。因此，上述穴位聯合應用，可以很好地治療各種腹痛，尤以結腸炎引起的急性腹痛效果較好。

敲打治療慢性腹痛

【所取穴位】

承山穴、足三里穴。承山穴，取穴時微微施力踮起腳尖，小腿後側肌肉浮起的尾端即為承山穴。取穴時可採用俯伏的姿勢，承山穴位於人體的小腿後面正中；足三里穴，在外膝眼下 3 寸，脛骨外側約 1 橫指處。

【操作方法】

　　患者取坐位或側臥位，然後術者先握住患者的小腿下部（男左女右），然後用按摩小錘敲打承山穴，先輕後重，先柔後剛，先淺後深地進行敲打，力度以產生明顯酸脹感為宜。每次5分鐘，每日2次；敲打足三里穴3～5分鐘，每日1次。

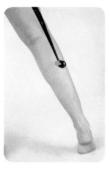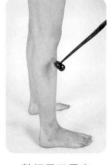

敲打承山穴　　　　敲打足三里穴

【治療原理】

　　腹痛多因外感風、寒、暑、濕；或貪食生冷、內傷飲食；或情志失常，氣滯血瘀所致；或由其他疾病引起。

　　承山穴具有運化水濕、固化脾土的作用，可以治療便祕、脫肛、痔瘡等病症；足三里穴具有調理脾胃、補中益氣的作用，可以治療胃痛、嘔吐、腹脹、腸鳴、消化不良等症狀，尤其是腹痛。因此，上述穴位聯合應用，可以很好地治療慢性腹痛。

十六、腹脹——腹部脹滿不適

　　腹脹，病症名，出自《靈樞·玉版》、《靈樞·水脹》等篇。即腹部脹大或脹滿不適。可以是一種主觀上的感覺，自覺腹部的一部分或全腹部脹滿，通常伴有相關的症狀，如嘔吐、腹瀉、噯氣等；也可以是一種客觀上的檢查所見，發現腹部一部分或全腹部膨隆。腹脹是一種常見的消化系統症狀，引起腹脹的原因主要見於胃腸道脹氣，各種原因所致的腹水、腹腔腫瘤等。中醫學認為，此病多因飲食失調、起居無節、濕滯氣阻、脾胃虛弱以及瘀血阻滯經脈等原因引起。

敲打治療腹脹

【所取穴位】

　　建里穴、上脘穴、天樞穴、足三里穴、中樞穴、解溪穴。建里穴，在上腹部，前正中線上，當臍中上3寸處；上脘穴，取仰臥位，在上腹部，前正中線上，

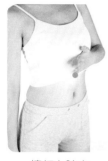
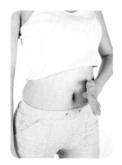
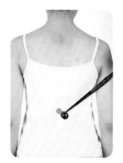
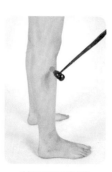

擦打上脘穴　　　　擦打天樞穴　　　　敲打中樞穴　　　　敲打足三里穴
建里穴

當臍中上 5 寸；天樞穴，在腹中部，平臍中，距臍中 2 寸；足三里穴，在外膝眼下 3 寸，脛骨外側約 1 橫指處；中樞穴，在背部，當後正中線上，第 10 胸椎棘突下的凹陷中；解溪穴，位於小腿與足背交界處的橫紋中央凹陷處。

【操作方法】

　　用擦打法刺激建里、上脘、天樞 3 穴，頻率為每分鐘 80 ～ 120 次，每次每穴 3 ～ 5 分鐘；用敲打錘刺激足三里、中樞、解溪 3 穴，以產生酸脹感為宜，每次每穴 4 ～ 5 分鐘。以上操作每日 1 ～ 2 次。

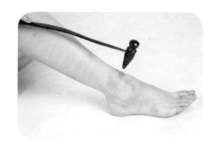

敲打解溪穴

【治療原理】

　　腹脹病因較為複雜，多與宿疾或術後有關，多由濕熱、食積、氣滯所致。其症多實，但亦有久病虛脹。食後脹甚者，病多在腸胃；二便通調者，則脹多在臟。

　　建里穴能和胃安神，可以治療胃脘疼痛、腹脹、嘔吐、食欲不振等病症；天樞穴是大腸之募穴，是陽明脈氣所發，主通調腸腑、理氣行滯、消食，是腹部要穴，可以治療腹痛、腹脹、便祕、腹瀉、痢疾等胃腸病；足三里穴能調養脾胃，可以治療胃痛、嘔吐、腹脹、消化不良等胃腸道症狀；上脘穴、中樞穴可以治療嘔吐、腹滿、胃痛、食欲不振、腰背痛等病症；解溪穴舒筋活絡，清胃化痰，對胃腸道疾病也有較好的作用。因此，上述穴位聯用，可以對腹脹及相關的胃腸道疾病起到很好的治療作用。

十七、胃下垂——腸胃功能差，易消化不良

　　胃下垂是以站立時，胃的下緣達盆腔，胃小彎弧線最低點降至髂脊連線以下為標準的。輕度胃下垂多無症狀，中度以上者常出現胃腸動力差、消化不良的症狀。臨床可以通過 X 光、鋇餐透視、超音波等檢查手段來確診。中醫無此病名，但在《內經》中有類似胃下垂症狀的描述。臨床以瘦長體型者為多見。多因暴飲暴食，損傷脾胃；或七情內傷，肝氣鬱結，橫逆犯胃，致脾胃受傷；或脾虛失運，痰濕水飲結聚於胃，積液瀦留所致。臨床常見症狀為慢性腹痛，或伴便祕、腹瀉、眩暈、乏力、心悸、失眠、多夢等。

敲打治療胃下垂

【所取穴位】

　　氣海穴、中脘穴、天樞穴、足三里穴、百會穴、脾俞穴。氣海穴，位於下腹部，直線連接肚臍與恥骨上方，將其分為 10 等分，從肚臍 3/10 的位置，即為此穴。取穴時，可採用仰臥的姿勢；中脘穴，位於人體的上腹部，前正中線上，即胸骨下端和肚臍連接線中點即為此穴；天樞穴，在腹中部，平臍中，距臍中 2 寸處；足三里穴，位於外膝眼下 3 寸，脛骨外側約 1 橫指處；百會穴，在頭頂正中線與兩耳尖連線的交點處；脾俞穴，位於第 11 胸椎棘突下，旁開 1.5寸。

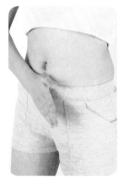
擦打氣海穴

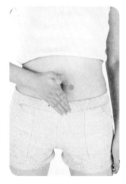
擦打天樞穴

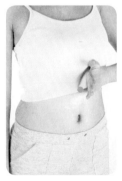
擦打中脘穴

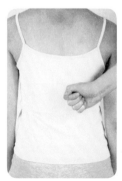
拳背擊打脾俞穴

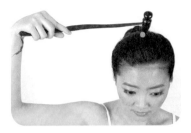

敲打百會穴

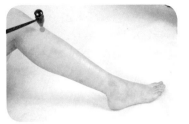

敲打足三里穴

【操作方法】

　　用擦打法刺激氣海、中脘、天樞 3 穴，每次每穴 3 ～ 5 分鐘；用敲打錘敲打百會穴 3 ～ 5 分鐘，再用手掌輕拍頭部 1 ～ 2 分鐘；用敲打錘或拳背擊打刺激脾俞穴、足三里穴，每次每穴 5 ～ 8 分鐘。整個過程重複 3 ～ 5 遍，每日 1 ～ 2 次。

【治療原理】

　　胃下垂主要是由於暴飲暴食或七情內傷，肝氣鬱結，導致脾胃受傷，終致氣虛下陷，升舉無力，從而脾氣升提之力日薄，下陷之力日增，因而導致內臟下垂，遂成本病。

　　氣海穴具有生髮陽氣的作用；中脘穴具有治療胃脘痛、腹脹、嘔吐、呃逆、吞酸等病症的作用；天樞穴可以治療腹痛、腹脹、便祕、腹瀉、痢疾等胃腸病；足三里穴可以治療急慢性胃腸炎、十二指腸潰瘍、胃下垂、痢疾等病症；百會穴具有升陽舉陷、益氣固脫的作用；脾俞穴能升發脾氣，是治療胃下垂的要穴。因此，上述穴位可以很好地治療胃下垂等病症，堅持治療，可以起到一定的效果。

十八、胃酸過多症 —— 咀嚼不充分、吃太快所致

　　胃酸過多症是指胃液（包括鹽酸和胃蛋白酶等成分）分泌過多，並使患者感到胃部不適，反酸水、燒心（胃燒灼感）的臨床常見病。多因急食、快食，咀嚼不充分；或因牙齒有疾，未經細嚼而吞下，損傷脾胃；或脾胃虛弱，肝氣犯胃而致；或因神經衰弱，過食澱粉與香味食物，刺

激分布於胃腺的分泌神經而發；屬中醫「胃脘痛」範疇。初起胃部有重壓、不適感，伴反酸、嘈雜、噯氣，進而出現胃痛。胃痛常在進餐後 2 小時發生，向背部兩肩胛部放射。如果病情進一步發展，易導致胃潰瘍發生。

敲打治療胃酸過多症

【所取穴位】

　　梁丘穴、陽陵泉穴、足三里穴。梁丘穴，位於大腿前外側膝蓋骨上方 2 橫指處；陽陵泉穴，位於小腿外側，當腓骨小頭前下方凹陷處；足三里穴，位於外膝眼下 3 寸，脛骨外側約 1 橫指處。

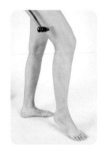
敲打梁丘穴

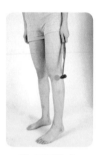
敲打陽陵泉

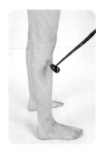
敲打足三里穴

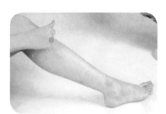
叩擊足三里穴

【操作方法】

　　用敲打錘重敲梁丘穴、陽陵泉穴，每次每穴 3 ～ 5 分鐘；叩擊或者用敲打錘刺激足三里穴 5 ～ 8 分鐘。以上操作每日 1 次。

【治療原理】

　　中醫認為，胃酸過多症多因脾胃虛弱、肝氣犯胃所致。初起胃部有重壓、不適感，有反酸、嘈雜、噯氣等症狀，再進一步就會出現胃痛。

　　梁丘穴具有約束並囤積胃經經水的作用，可以治療胃痙攣、腹瀉、胃酸過多等病症；陽陵泉可以治療消化不良、胃潰瘍、慢性胃炎、胃痛等病症；足三里穴為足陽明胃經的要穴，能治療多種脾胃疾病。因此，對於胃酸過多所引起的相關症狀，有較好的療效。

十九、便祕——不可輕忽的症狀

便祕，是多種疾病的一種症狀，而不是一種病。主要表現為排便次數明顯減少，每 2 ～ 3 天或更長時間一次，無規律，糞質乾硬。長期便祕會影響脾胃的運化，造成大腸的傳導失常，產生大量毒素堆積，並繼發腸胃不適、口臭、色斑等其他症狀。中醫認為，便祕多因脾胃、腸腑功能失調所致。因此在治療便祕時，應從根本上對身體進行調理。

敲打治療便祕

【所取穴位】

中脘穴、天樞穴、關元穴、大腸俞穴、合谷穴。中脘穴，位於人體的上腹部，前正中線上，即胸骨下端和肚臍連接線中點即為此穴；天樞穴，位於臍中，旁開 2 寸處；關元穴，位於臍下 3 寸，肚臍下緣和恥骨上緣連線的中點；大腸俞穴，在腰部，當第 4 腰椎棘突下，旁開 1.5 寸處；合谷穴，是指一手的拇指、食指張開，以另一手的拇指關節橫紋放在其虎口上，拇指指尖下壓處即為本穴。

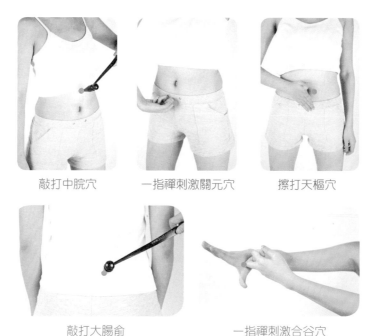

敲打中脘穴　　　　一指禪刺激關元穴　　　　擦打天樞穴

敲打大腸俞　　　　一指禪刺激合谷穴

【操作方法】

用敲打錘或一指禪敲打中脘、關元 2 穴，每次每穴 3～5 分鐘；用擦法強力刺激天樞穴，每半分鐘放鬆 10 秒鐘，反覆擦打 10 分鐘左右，以局部產生強烈酸脹感或患者產生便意為宜；用敲打錘或一指禪法敲打大腸俞穴、合谷穴，每次每穴 2～3 分鐘。以上操作每日 2～3 次。

【治療原理】

便祕多因排便動力缺乏，或津液枯燥所致。如年老體弱，氣血雙虛，津液不足，腎陽虛衰；或憂愁思慮，情志不暢，日久傷脾，胃運動功能低下等所致；或飲食太少，水分缺乏，食物缺乏纖維素等引起。

中脘穴可以治療腹脹、腹瀉、腹痛、腹鳴、吞酸、嘔吐、便祕等病症；天樞穴主治便祕、腹脹、腹瀉等疾病；關元穴具有培元固本、補益下焦的功能；大腸俞穴具有理氣降逆、調和腸胃的作用，可以治療腸炎、痢疾、便祕、小兒消化不良等病症；合谷穴能清瀉腑熱，可治療腹痛、便祕、咽喉腫痛等病症。

【健康小提示】

（1）查明便祕原因，排除器質性病變。如消化系統癌症、佝僂病、營養不良、甲狀腺功能低下都能使患者腹肌張力差，或腸蠕動減弱，易造成便祕。

（2）養成定時排便的習慣。

（3）適當使用開塞露和緩瀉藥。不能常用開塞露、肥皂頭通便，因為一旦養成習慣，正常的「排便反射」消失，便祕則更難糾正了。切勿經常服用緩瀉藥，以免對胃腸中的有益菌群產生不良影響。

二十、胃痙攣——胃部病人常見的症狀

胃痙攣就是胃部肌肉抽搐，主要表現為上腹痛、嘔吐等。引起胃痙攣的原因很多，胃痙攣是胃病病人最常見的症狀。大多由於病變部位受局部炎症或胃酸的刺激，引起胃壁平滑肌痙攣、胃內壓增高和肌纖維緊張度增強，使病變部位的神經感受器受到刺激，因而發生痛感。最常見

容易引起胃痙攣的原因是，食物的刺激：冷熱、辛辣刺激。另外，精神因素對胃痙攣也有很大影響，有的人一生氣就胃疼。胃痙攣還與飲食不潔，細菌感染有關。

敲打治療胃痙攣

【所取穴位】

內關穴、中脘穴、足三里穴、梁丘穴、胃俞穴、公孫穴、天樞穴。內關穴，在前臂掌側，腕橫紋上 2 寸，掌長肌腱與橈側腕屈肌腱之間；中脘穴，位於人體的上腹部，前正中線上，即胸骨下端和肚臍連接線中點即為此穴；足三里穴，在外膝眼下 3 寸，脛骨外側約 1 橫指處；梁丘穴，取穴時，用力伸展膝蓋，筋肉凸出處的凹陷；胃俞穴，於第 12 胸椎棘突下，旁開 1.5 寸取之；公孫穴，位於人體的足內側緣，當第 1 蹠骨基底部的前下方；天樞穴，位於臍中旁開 2 寸。

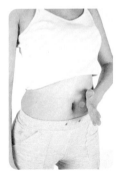
擦打天樞穴

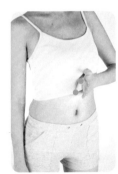
擦打中脘穴、步廊穴

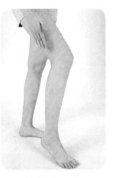
拍打梁丘穴

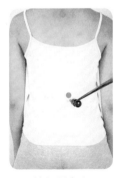
敲打胃俞穴

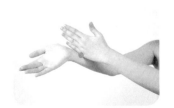
砍擊內關穴

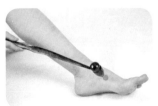
敲打公孫穴

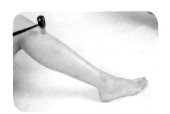
敲打足三里穴

【操作方法】

　　用砍法刺激內關穴，每次 50 下；用揉法刺激中脘穴，每次 3 ～ 5 分鐘；用拍打法刺激梁丘穴，每次 3 ～ 5 分鐘；用敲打錘刺激胃俞穴、公孫穴、足三里穴，每次每穴 50 下；用擦打法刺激天樞穴，每次 3 ～ 5 分鐘。以上操作每日 3 次。

【治療原理】

　　胃痙攣多因胃酸分泌過多，刺激胃黏膜，導致平滑肌痙攣所致。一般認為與菸、茶、酒之過用，或與女性生殖系統疾病、月經異常、妊娠等的刺激有關。

　　內關穴可以治療胃痙攣；中脘穴主治胃脘痛、腹脹、嘔吐、呃逆等病症；足三里具有調理脾胃、補中益氣的作用，可以治療胃痛、嘔吐、腹脹、腸鳴、消化不良等病症；梁丘穴主治胃痙攣、腹瀉等；胃俞穴主治消化系統疾病，如胃潰瘍、胃炎、胃痙攣、嘔吐、噁心等；公孫穴主治嘔吐、胃痛腹痛、泄瀉痢疾等胃腸疾病；天樞穴是大腸之募穴，能生髮陽明脈氣，主通調腸腑、理氣行滯，是腹部要穴。因此，上述穴位聯合應用可以很好地治療胃痙攣。

二十一、月經不調——月經週期、出血量異常

　　月經失調，也稱「月經不調」，是婦科常見病，臨床表現為月經週期或出血量的異常，或是月經前、經期時的腹痛及全身症狀，以及月經先期、後期，或先後無定期，月經之色、質、量等亦隨之出現異常。女性在月經期間失去的血量應該在 85g 之內，持續 3 ～ 7 天。出血量最多的時候集中在前 3 天內（占總失血量的 90%）。本病病因可能是器質性病變或是功能失常。中醫通過全面分析認為，痛經、月經不調等婦科疾病常由內因引起。其主要病變部位則是女性的陰脈之海「胞宮（子宮）」，它對於女性的氣血調和起著至關重要的作用。

敲打治療月經不調

【所選穴位】

　　關元俞穴、八髎穴、歸來穴、神闕穴、氣海穴、關元穴。關元俞穴，位於

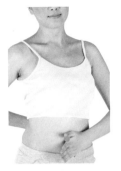

擦打神闕穴

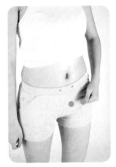

叩擊歸來穴、子宮穴

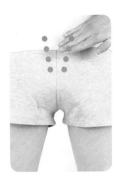

拍打八髎穴

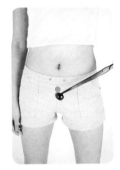

敲打關元穴

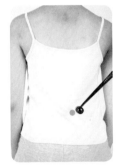

敲打關元俞穴

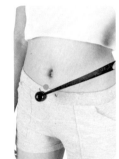

敲打氣海穴

第5腰椎棘突下，旁開1.5寸；八髎是8個穴位：上髎、次髎、中髎、下髎各一對，所以叫做「八髎」，這一塊區域就位在陽關和會陽之間，鄰近胞宮；歸來穴，在下腹部，當臍中下4寸，距前正中線2寸；神闕穴，位於臍中；氣海穴，位於臍下1.5寸處；關元穴，位於臍下3寸，肚臍下緣和恥骨上緣連線的中點處。

【操作方法】

用敲打錘敲打關元俞穴50下，敲打的力度依個人病情和體質而定；用拍打法刺激八髎穴8～10分鐘；用叩擊法刺激歸來穴3～5分鐘，以產生微熱感為宜；用擦打法刺激神闕穴50下；用敲打錘敲打氣海、關元2穴，每次每穴3～5分鐘。以上操作每日2～3次。

【治療原理】

月經不調多因情志內傷（如思慮傷脾，惱怒傷肝，過勞傷氣等）；或嗜食辛熱，腸胃積熱；或因吐血下血，而致營血損傷，血海不充；或因產後，多產

或流產，沖任受損等因所致。

關元俞穴外散小腹內部之熱；八髎穴主治腰骶部疾病、下腰痛、坐骨神經痛、下肢痿痺、小便不利、月經不調、小腹脹痛、盆腔炎等病症；歸來穴可以治療腹痛、疝氣、月經不調、白帶、陰挺等病症；氣海穴主治水穀不化、繞臍疼痛、腹瀉、痢疾等腹部疾病；關元穴能培補元氣、導赤通淋，可以治療白濁、尿閉、尿頻、黃白帶下、痛經等病症。因此，各個穴位配伍可以有效治療月經不調及相關症狀。

二十二、痛經——氣血瘀滯，不通則痛

痛經是指婦女在經期及其前後，出現小腹或腰部疼痛，甚至痛及腰骶的病症。每隨月經週期而發，嚴重者可伴噁心嘔吐、冷汗淋漓、手足厥冷，甚至昏厥，給工作及生活帶來影響。目前臨床常將其分為原發性和繼發性 2 種，原發性痛經多指生殖器官無明顯病變者，故又稱功能性痛經，多見於青春期、未婚及已婚未育者。此種痛經在正常分娩後疼痛多可緩解或消失。繼發性痛經多因生殖器官有器質性病變所致。中醫認為，痛經多因氣血瘀滯、寒濕凝滯、氣血虛損等因所致。氣血瘀滯，沖任失調，「不通則痛」，故發生痛經。

敲打治療痛經

【所選穴位】

氣海穴、關元穴、腎俞穴、八髎穴、歸來穴、地機穴。氣海穴，位於臍下 1.5 寸處；關元穴，位於臍下 3 寸，肚臍下緣和恥骨上緣連線的中點；腎俞穴，位於第 2 腰椎棘突下，旁開 1.5 寸處；八髎是 8 個穴位：上髎、次髎、中髎、下髎各一對，分別位於第 1、第 2、第 3、第 4 骶後孔中，所以叫做「八髎」，這個區域在陽關穴和會陽穴之間，鄰近胞宮處；歸來穴，在下腹部，當臍中下 4 寸，距前正中線 2 寸；地機穴，位於人體的小腿內側，當內踝尖與陰陵泉的連線上，陰陵泉穴下 3 寸。

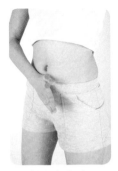
擦打氣海穴
關元穴

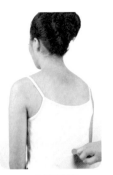
一指禪刺激
腎俞穴

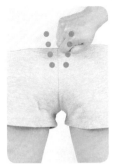
叩擊八髎穴

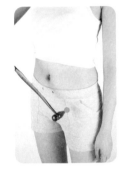
敲打歸來穴

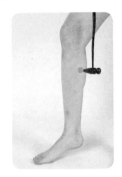
敲打地機穴

【操作方法】

　　用擦打法刺激氣海、關元 2 穴，每次每穴 3 ～ 5 分鐘；用一指禪手法或者敲打錘敲打背部的腎俞穴 100 ～ 120 下；用擊打法敲打八髎穴 120 ～ 150 下；用敲打錘敲打歸來穴、地機穴，每次每穴 80 ～ 100 下。以上操作每日 2 ～ 3 次。

【治療原理】

　　痛經多表現為行經，或經前、經後小腹痛，或伴腹脹、乳房脹痛，或兩脅脹痛。多因氣滯血瘀，寒濕凝滯，氣虛血損所致。

　　氣海穴能生髮陽氣，可以治療痛經所致的繞臍疼痛等病症；關元穴培補元氣、導赤通淋，可以治療白濁、尿閉、尿頻、黃白帶下、痛經等病症；腎俞穴可以治療遺尿、遺精、陽痿、月經不調等症狀；八髎穴主治腰骶部疾病、下腰痛、坐骨神經痛、下肢痿痺、小便不利、月經不調、小腹脹痛、盆腔炎等病症；歸來穴可以治療腹痛、疝氣、月經不調、白帶、陰挺等病症；地機穴主治腹痛、

泄瀉、小便不利、水腫、月經不調、痛經、遺精等疾病。因此，上述穴位聯合應用可以很好地治療痛經及相關病症。

二十三、更年期綜合症——婦女跨越至老年的過渡期

更年期綜合症是由雌激素水準下降而引起的一系列症狀。更年期婦女，由於卵巢功能減退，垂體功能亢進，分泌過多的促性腺激素，引起植物神經功能紊亂，從而出現一系列症狀，如月經變化、面色潮紅、心悸、失眠、乏力、抑鬱、多慮、情緒不穩定，易激動，注意力難以集中等，稱為「更年期綜合症」。中醫認為更年期綜合症是腎氣不足，天癸衰少，以至陰陽平衡失調造成。因此在治療時，以補腎氣、調整陰陽為主要治法。

敲打治療更年期綜合症

【所選穴位】

血海穴、百會穴、風池穴、印堂穴、太陽穴、肩井穴。血海穴，取穴時屈膝，在大腿內側，髕底內側端上 2 寸，當股四頭肌內側頭的隆起處；百會穴，在頭頂正中線與兩耳尖連線的交點處；風池穴，位於後頸部的髮際，在兩條粗肌肉的斜方肌兩外側凹陷處；印堂穴，在鼻根處向上，兩眉梢連線的中心位置；太陽穴，位於耳廓前面，前額兩側，外眼角延長線的上方；肩井穴，在大椎穴與肩峰連線中點，肩部最高處。

【操作方法】

用叩擊法刺激血海穴，每次 3 ～ 5 分鐘；用指尖擊打法刺激百會穴、太陽穴 2 穴，每次每穴 3 ～ 5 分鐘；用一指禪手法刺激印堂穴，每次 3 ～ 5 分鐘；用砍法刺激風池穴，每次 100 ～ 120 下；用敲打錘敲打肩井穴，每次 100 ～ 120 下。以上操作每日 3 次。

【治療原理】

更年期綜合症多因腎虛，或腎虛肝旺，或心脾兩虛所致。

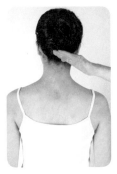
砍法刺激風池穴

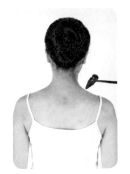
敲打肩井穴

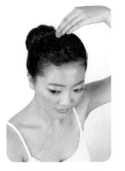
指尖刺激百會穴

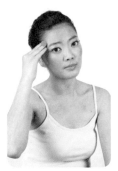
指尖刺激太陽穴

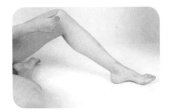
叩擊血海穴

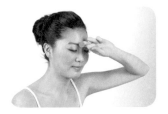
一指禪刺激印堂穴

　　血海穴可以治療月經不調、經閉、痛經、崩漏、更年期綜合症、功能性子宮出血、帶下，產後惡露不盡，貧血等婦科疾病；百會穴主治頭痛、頭重腳輕、痔瘡、高血壓、低血壓、宿醉、目眩失眠、焦躁等；風池穴能壯陽益氣；印堂穴有安神定驚、醒腦開竅、寧心益智、疏風止痛、通經活絡之功；按摩太陽穴可以給大腦以良性刺激，能夠解除疲勞、振奮精神、止痛醒腦；肩井穴主治肩酸痛、頭酸痛、頭重腳輕、眼睛疲勞、耳鳴、高血壓等病症。綜上所述，上述諸穴聯用，可以很好地治療更年期綜合症及相關病症。

二十四、脫髮──不正常的落髮現象

　　脫髮是指頭髮脫落的現象。正常脫落的頭髮都是處於退行期及休止期的毛髮，由於進入退行期與新進入生長期的毛髮不斷處於動態平衡，故能維持正常數量的頭髮，以上就是正常的生理性脫髮。病理性脫髮是指頭髮異常或過度的脫落，其原因很多。中醫認為，脫髮多因血熱內蘊，熱極生風，風動則脫髮；或氣血虧損，肝腎不足，風邪乘虛外侵，髮失

所養，或氣滯血瘀，血不養髮所致。臨床常見症狀為頭頂部或局部或大部分頭髮突然或逐漸脫落成片，甚則全脫，或癢如蟲行，頭部皮膚光亮，或脫白屑，或皮膚濕潤如油。

敲打治療脫髮

【所選穴位】

　　百會穴、風池穴、神門穴、肺俞穴、肝俞穴。百會穴，在頭頂正中線與兩耳尖連線的交點處，即後髮際正中上 7 寸；風池穴，位於後頸部的髮際，在兩條粗肌肉的斜方肌兩外側凹陷處；神門穴，在掌側腕橫紋的尺側端，尺側腕屈肌腱的橈側凹陷中；肺俞穴，位於第 3 胸椎棘突下，旁開 1.5 寸，取定穴位時，一般採用正坐或俯臥姿勢；肝俞穴，位於第 9 胸椎棘突下，旁開 1.5 寸。

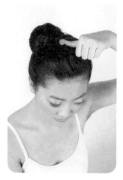

按壓百會穴

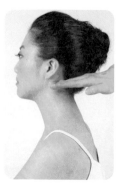

砍擊風池穴

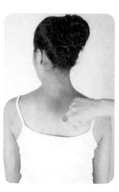

叩擊肺俞穴

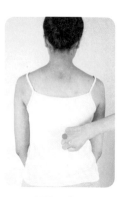

叩擊肝俞穴

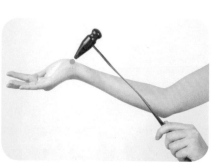

敲打神門穴

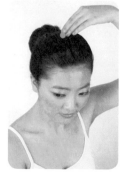

指尖刺激百會穴

【操作方法】

　　先用指尖擊打的手法刺激百會穴 100 下，然後按揉百會穴，每次按摩 6 秒鐘，連續重複做 10 遍；用砍法刺激風池穴 100 下；用敲打錘刺激神門穴，每次 100 下；用叩擊法刺激肺俞穴、肝俞穴，每次每穴 100 ～ 120 下。以上操作每日 3 次。

【治療原理】

　　脫髮多是由於血熱，熱極生風，風動則脫髮，另外「髮為血之餘」，血熱則髮不固，導致髮失所養，頭部皮膚光亮，大部分頭髮突然或逐漸脫落成片。

　　百會穴能升陽舉陷、益氣固脫，通調一身之氣；風池穴具有壯陽益氣的作用；神門穴補益心氣，可以治療脫髮、斑禿等病症；肺俞穴宣發肺臟之熱；肝俞穴能疏肝利膽、降火。因此，上述穴位聯合應用，可調理一身的氣血，從根本上治療脫髮。

二十五、肥胖症——常見、古老的代謝症候群

　　當人體進食熱量多於消耗熱量時，多餘的熱量以脂肪形式儲存於體內，其量超過正常生理需要量，且達一定值時轉化為肥胖症。正常男性成人脂肪組織重量約占體重的 15 ～ 18%，女性約占 20 ～ 25%。隨年齡增長，體脂所占比例相應增加。因體脂增加使體重超過標準體重的 20% 或體重指數〔 BMI ＝體重（Kg）／身高的平方（㎡）〕稱為肥胖症。如無明顯病因可尋者，稱單純性肥胖症；具有明確病因者，稱為繼發性肥胖症。目前本病較為常見，且有逐年上升之勢。

敲打治療肥胖症

【所選穴位】

　　中脘穴、天樞穴、氣海穴、胃俞穴、腎俞穴、曲池穴。中脘穴，位於人體的上腹部，前正中線上，即胸骨下端和肚臍連接線的中點即為此穴；天樞穴，在腹中部，平臍中，距臍中 2 寸處；氣海穴，取穴時，可採用仰臥的姿勢，該穴位於人體的下腹部，直線連接肚臍與恥骨上方，將其分為 10 等分，從肚臍

3/10 的位置，即為此穴；胃俞穴，位於第 12 胸椎棘突下，旁開 1.5 寸處；腎俞穴，位於第 2 腰椎棘突下，旁開 1.5 寸處；曲池穴位於肘橫紋外側端，屈肘，尺澤穴與肱骨外上髁連線中點。

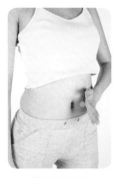
擦打天樞穴

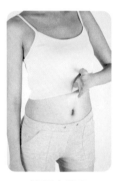
擦打中脘穴

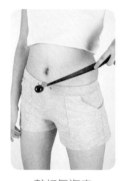
敲打氣海穴

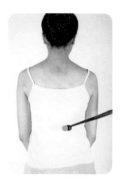
敲打腎俞穴

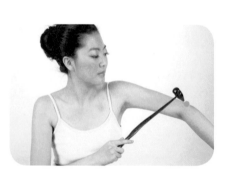
敲打曲池穴

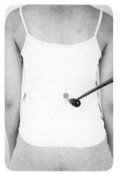
敲打胃俞穴

【操作方法】

　　用擦打法刺激中脘穴、天樞穴，每次每穴 3～5 分鐘；用敲打錘刺激氣海穴、曲池穴、胃俞穴、腎俞穴，每次每穴 100 下。以上操作每日 3 次。

【治療原理】

　　肥胖症多因嗜食肥甘厚味，胃腸積熱；或飲食不節，喜夜食或精神過度緊張，或肝鬱脾虛；或氣（陽）虛或用藥不當等原因所致。

　　中脘穴聚集及傳導地部水液，主治胃腸道疾病；天樞穴主通調腸腑、理氣行滯、消食，是腹部要穴；氣海穴生髮陽氣；胃俞穴外散胃腑之熱，治療肥胖

症；腎俞穴外散腎臟之熱；曲池穴轉化脾土之熱，燥化大腸經濕熱，提供天部陽熱之氣。因此，諸穴配伍可以起到很好的治療肥胖症的作用。

二十六、耳鳴、耳聾——聽覺功能紊亂

耳鳴是一種在沒有外界聲、電刺激條件下，人主觀感受到聲音的臨床症狀。值得注意的是，耳鳴是發生於聽覺系統的一種錯覺，是多種疾病的症狀之一。有些人常感到耳朵裡有一些特殊的聲音如嗡嗡、嘶嘶或尖銳的哨聲等，但周圍卻找不到相應的聲源，這種情況即為耳鳴。耳鳴使人心煩意亂、坐臥不安，嚴重者可影響正常的生活和工作。耳鳴常常是耳聾的先兆，因聽覺功能紊亂而引起。由耳部病變引起的常與耳聾或眩暈同時存在；由其他因素引起的，則可不伴有耳聾或眩暈。

敲打治療耳鳴、耳聾

【所選穴位】

太陽穴、聽宮穴、翳風穴、聽會穴、風池穴、三陰交穴。太陽穴，位於耳廓前面，前額兩側，外眼角延長線的上方；聽宮穴，位於臉部，耳屏前，下頜骨髁狀突的後方，張口時呈凹陷處，取該穴道時應讓患者採用正坐或仰臥、仰靠姿勢；翳風穴，在風池之前耳根部，為耳垂所掩蔽；聽會穴，位於耳屏間切跡的前方，下頜骨髁狀突的後緣，張口有凹陷處；風池穴，位於後頸部的髮際，在兩條粗肌肉的斜方肌兩外側凹陷處，風府穴兩旁；三陰交穴，在小腿內側，當足內踝尖上 3 寸，脛骨內側緣後方，正坐屈膝成直角取穴。

【操作方法】

用一指禪法刺激聽宮穴、聽會穴、太陽穴，每次每穴 3 ～ 5 分鐘；用敲打錘刺激翳風穴，每次 100 ～ 120 下；用砍法刺激風池穴 1 ～ 2 分鐘；用敲打錘刺激三陰交穴，每次 3 ～ 5 分鐘。以上操作每日 2 ～ 3 次。

【治療原理】

耳鳴、耳聾多因肝膽風火上逆，致少陽經氣閉阻；或因震傷，或因腎精虧

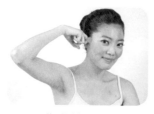

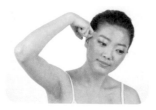

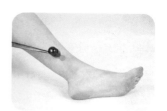

一指禪刺激聽宮穴　　　　　一指禪刺激太陽穴　　　　　敲打三陰交穴

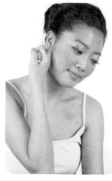

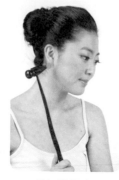

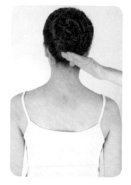

一指禪刺激聽會穴　　　　　敲打翳風穴　　　　　　砍法刺激風池穴

虛，髓海不足；或繼發於其他疾病等而引起。中國最早的醫學名著《黃帝內經》中說：「髓海不足，則腦轉耳鳴」、「上氣不足，……耳為之苦鳴」，耳鳴是多種病症的常見症狀，常與耳聾合併出現，多發於中老年人。

　　太陽穴夠解除疲勞、振奮精神、止痛醒腦；聽宮穴、翳風穴合用主治耳鳴、耳聾等病症；聽會穴主要治療耳鳴、耳聾、聤耳等耳疾；風池穴治療耳聾等相關病症；三陰交穴為肝、脾、腎三者經脈交會處，經常按揉此穴對肝、脾、腎有保健作用。因此，上述穴位配合應用，可以很好地治療耳鳴耳聾等病症。

╱二十七、慢性咽喉炎──咳不出來，聲音變沙啞 ╱

　　慢性咽喉炎是由咽部慢性感染所引起的病變，中醫稱「梅核氣」，多發於成年人，常常伴有其他咽喉部症狀，故中醫書籍中有記載：「梅核氣者，窒礙於咽喉之間，咯之不出，咽之不下，核之狀者是也。」本病多因情志抑鬱、抽煙、情緒波動而起病。臨床表現有咽部乾燥、灼熱、發脹、發癢、堵塞等，但較少有咽痛。常以咳嗽來清除分泌物，清晨常

吐出黏稠痰塊，易引起噁心。臨床上有慢性單純性咽炎、肥厚性咽炎、慢性萎縮性咽炎之分。臨床常見咽部憋脹、微痛、乾燥灼熱或伴有異物梗阻感，時痛時止，吞咽不適等症。

敲打治療慢性咽喉炎

【所選穴位】

天突穴、魚際穴、三陰交穴、尺澤穴、太溪穴、少商穴、合谷穴。天突穴，在頸部，當前正中線上，胸骨上窩中央；魚際穴，在手掌的大拇指根部；三陰交穴，在小腿內側，當足內踝尖上 3 寸，脛骨內側緣後方，正坐屈膝成直角取穴；尺澤穴，位於人體的手臂肘部，取穴時先將手臂上舉，在手臂內側中央處有粗腱，腱的外側處即是此穴（或在肘橫紋中，肱二頭肌橈側凹陷處）；太溪穴，位於足內側，內踝後方與腳跟骨筋腱之間的凹陷處；少商穴，位於拇指橈側指甲角旁 0.1 寸；合谷穴，是拇指、食指合攏，在肌肉的最高處取穴或拇指、食指張開，以另一手的拇指關節橫紋放在虎口上，拇指下壓處取穴。

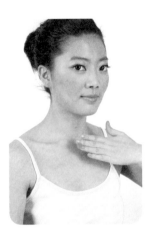

拍打天突穴

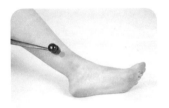

敲打三陰交穴

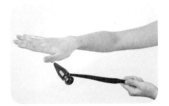

敲打少商穴

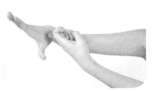

一指禪刺激合谷穴

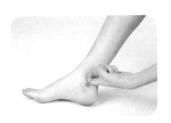

一指禪刺激太溪穴

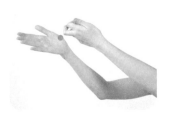

一指禪刺激魚際穴

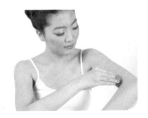

指尖擊打尺澤穴

【操作方法】

　　用拍打法刺激天突穴、少商穴，每次每穴 80 ～ 120 下；用一指禪法刺激魚際穴、太溪穴、合谷穴，每次 100 ～ 120 下；用敲打錘敲打三陰交穴，每次 80 ～ 120 下；用指尖擊打法刺激尺澤穴，每次 80 ～ 120 下。以上操作每日 3 次。

【治療原理】

　　慢性咽喉炎多由急性咽炎失治轉化而成；或因肺（胃）腎陰虛，虛火上炎、灼傷津液、咽失濡養所致。

　　天突穴可以除熱生氣，治療咽喉炎、扁桃體炎、喉痛等疾病；魚際穴主治咽乾、咽喉腫痛、失音等病症；三陰交穴有健脾益血、調肝補腎的功效；尺澤穴主治喉嚨疼痛、感冒等；太溪穴可以治療喉嚨腫痛、氣喘、支氣管炎等病症；少商穴主治咽喉腫痛、鼻衄等；合谷穴可以緩解喉嚨疼痛。因此，諸穴聯合應用，可以有效地治療慢性咽喉炎及相關症狀。

二十八、冠心病 —— 冠狀動脈狹窄

　　冠心病，是一種最常見的心臟病，是指因冠狀動脈狹窄、供血不足而引起的心肌功能障礙和（或）器質性病變，故又稱缺血性心臟病（IHD）。症狀表現為胸腔中央發生一種壓榨性的疼痛，並可遷延至頸、頷、手臂、後背及胃部。其他可能發作的症狀有眩暈、氣促、出汗、寒顫、噁心及昏厥，嚴重患者可能因為心力衰竭而死亡。中醫認為：「心主血，肺主氣」、「心肺同源」，這也是心肺同治的理論源泉。因此現在多採用「心肺同治」的方法進行治療。

敲打治療冠心病伴心功能不全

【所選穴位】

　　內關穴、肺俞穴、心俞穴。內關穴，在前臂掌側，腕橫紋上 2 寸，掌長肌腱與橈側腕屈肌腱之間；肺俞穴，位於第 3 胸椎棘突下，旁開 1.5 寸，取定穴位時，一般採用正坐或俯臥姿勢；心俞穴，位於第 5 胸椎棘突下，旁開 1.5 寸。

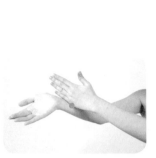
砍擊內關穴

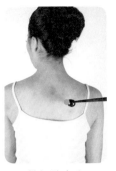
敲打肺俞穴

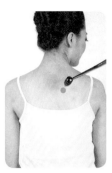
敲打心俞穴

【操作方法】

　　用砍法刺激內關穴，每次 50 下；用敲打錘敲打肺俞穴、心俞穴，每次每穴 50 下。以上操作每日 2 ～ 3 次。

【治療原理】

　　內關穴可以疏通經絡，治療心包經諸病；肺俞穴宣發肺臟之熱；心俞穴宣發心室之熱，主治心經疾病，如冠心病等。因此，上述穴位可以很好地治療冠心病伴有心功能不全。

敲打治療心絞痛

【所選穴位】

　　曲池穴、肩井穴、心俞穴、外關穴。曲池穴，取穴時屈肘成直角，在肘橫紋外側端與肱骨外上髁連線中點；肩井穴，在大椎穴與肩峰連線的中點，肩部最高處；外關穴，位於腕背橫紋上 2 寸，橈尺骨之間凹陷中。

【操作方法】

　　用一指禪法刺激曲池穴，每次 50 下；用一指禪法或者敲打錘敲打肩井穴、心俞穴，每次每穴 50 下；用砍法刺激外關穴，每次 50 下。以上操作每日 2 ～ 3 次。

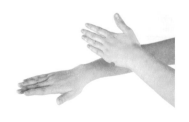
砍法刺激外關穴

【治療原理】

　　曲池穴轉化脾土之熱，燥化大腸經濕熱，提供天部陽熱之氣，通調一身之氣；肩井穴疏導水液；心俞穴宣發心室之熱，主治冠心病、心絞痛等心經疾病；外關穴能連絡氣血、補陽益氣。上述穴位聯合應用，從根本上治療冠心病、心絞痛等病症。

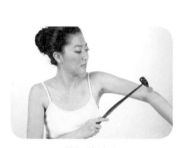
敲打曲池穴

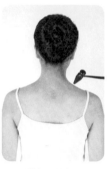
敲打肩井穴

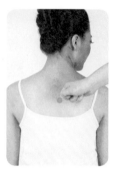
一指禪刺激心俞穴

二十九、低血壓——體循環動脈壓力低於正常

　　低血壓是指體循環動脈壓力低於正常的狀態。低血壓與高血壓一樣在臨床上常常引起心、腦、腎等重要臟器的損害而備受重視，高血壓的標準世界衛生組織有明確規定，但低血壓的診斷尚無統一標準，一般認為成年人肢動脈血壓低於 90/60 mmHg 即為低血壓。低血壓可由於血壓降低引起一系列症狀，如頭暈和暈厥等。低血壓可以分為急性低血壓和慢性低血壓。無論是由於生理或病理原因造成收縮壓低於 100mmHg，那就會形成低血壓。平時我們討論的低血壓大多為慢性低血壓。慢性低血壓據統計發病率為 4% 左右，老年人群中可高達 10%。

敲打治療低血壓

【所選穴位】

　　內關穴、足三里穴、氣海穴、腎俞穴、脾俞穴、三陰交穴。內關穴，在前臂掌側，腕橫紋上 2 寸，掌長肌腱與橈側腕屈肌腱之間；足三里穴，在外膝眼下 3 寸，脛骨外側約 1 橫指處；氣海穴，取穴時，可採用仰臥的姿勢，該穴位於人體的下腹部，直線連接肚臍與恥骨上方，將其分為 10 等分，從肚臍 3/10

的位置，即為此穴；腎俞穴，在第 2 腰椎棘突旁開 1.5 寸處；脾俞穴在第 11 胸椎棘突下，旁開 1.5 寸；三陰交穴，在小腿內側，當足內踝尖上 3 寸，脛骨內側緣後方，正坐屈膝成直角取穴。

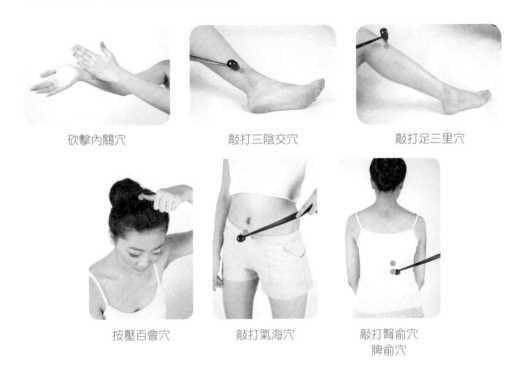

砍擊內關穴	敲打三陰交穴	敲打足三里穴
按壓百會穴	敲打氣海穴	敲打腎俞穴 脾俞穴

【操作方法】

　　用砍法刺激內關穴，每次 100 下；用敲打錘敲打足三里穴、脾俞穴、腎俞穴、三陰交穴、氣海穴，每次每穴 100 ～ 120 下，以產生酸脹感為宜。以上操作每日 3 次。

【治療原理】

　　低血壓多因平日身體虛弱，氣陰不足所致，多伴有面色萎黃、消瘦、眩暈、心慌、氣短等。

　　內關穴益氣安神；足三里穴具有調理脾胃、補中益氣、通經活絡的作用；氣海穴能生髮陽氣，通調一身之氣；腎俞穴主治腰痛、腎臟病、高血壓、低血壓、耳鳴、精力減退等；脾俞穴為調理胃腸功能的主要穴位；三陰交穴能健脾益血、調肝補腎。上述穴位配合應用，可以很好地治療低血壓及相關症狀。

三十、糖尿病——須控制飲食的慢性疾病

糖尿病是由遺傳因素、免疫功能紊亂、微生物感染等多種致病因素作用於機體導致胰島功能減退、胰島素抵抗等而引發的糖、蛋白質、脂肪、水和電解質等一系列代謝紊亂綜合症。臨床上以高血糖為主要特點，典型病例可出現多尿、多飲、多食、消瘦等表現，即「三多一少」症狀。糖尿病（血糖）一旦控制不好會引發併發症，導致心血管、腎臟、神經等部位的衰竭病變，嚴重者會造成尿毒症。

敲打治療糖尿病

【所選穴位】

天樞穴、陰陵泉穴、氣海穴、三陰交穴、中脘穴、足三里穴、脾俞穴。天樞穴，位於臍中旁開 2 寸；陰陵泉穴，在小腿內側，當脛骨內側髁後下方凹陷處；氣海穴，位於臍下 1.5 寸；三陰交穴，在小腿內側，當足內踝尖上 3 寸，脛骨內側緣後方，正坐屈膝成直角取穴；中脘穴，位於人體的上腹部，前正中線上，即胸骨下端和肚臍連接線中點即為此穴；足三里穴，在外膝眼下 3 寸，脛骨外側約 1 橫指處；脾俞穴，在第 11 胸椎棘突下，旁開 1.5 寸。

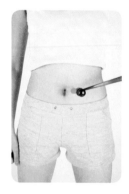
敲打天樞穴

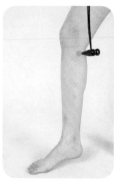
敲打陰陵泉穴

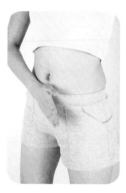
擦打氣海穴

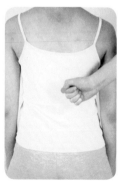
拳背擊打脾俞穴

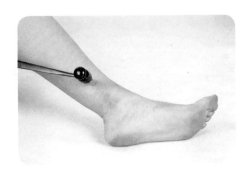

敲打三陰交穴

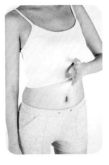

擦打中脘穴

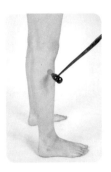

敲打足三里穴

【操作方法】

用擦打法刺激氣海穴、中脘穴，每次每穴 3 ～ 5 分鐘；用敲打錘敲打天樞穴、陰陵泉穴、三陰交、足三里穴，每次每穴 80 ～ 120 下；拳背擊打脾俞穴，每次 3 ～ 5 分鐘。以上操作每日 2 ～ 3 次。

【治療原理】

糖尿病多因火炎於上，陰虧於下，水火不相容，真陰虧耗，水源不充，陽火偏亢，虛極妄炎，熱傷陰虧，精氣虧虛，而致尿頻量多；熱傷肺陰，津液乾渴，而致渴飲無度；熱傷胃陰，消穀善饑，而致肌膚消瘦。標雖有三，其本則一，一者陰虛也。

天樞穴是人的氣機上下溝通，升降沉浮的通道；陰陵泉穴能清利溫熱、健脾理氣、益腎調經、通經活絡，主治泌尿生殖系統疾病，如遺尿、尿瀦留、尿失禁、尿路感染、腎炎等；氣海穴可以治療虛脫、形體羸瘦、臟氣衰憊、乏力等氣虛病症；三陰交穴能健脾益血、調肝補腎；中脘穴聚集及傳導地部水液，防止腎經過熱；足三里穴具有調理脾胃、補中益氣、通經活絡的作用；脾俞穴可以調理腸胃，治療腹脹、腹瀉、嘔吐、痢疾、便血等脾胃腸腑病症，可以治療糖尿病消穀善饑的症狀。因此上述穴位聯合應用，可以很好地治療糖尿病。

三十一、失眠——夜夜不成眠

失眠是指無法入睡或無法保持睡眠狀態，導致睡眠不足。失眠又稱「入睡和維持睡眠障礙」（DIMS），為各種原因引起入睡困難、睡眠過

淺或頻度過短、早醒及睡眠時間不足或品質差等，常見導致失眠的原因主要有環境原因、個體因素、軀體原因、精神因素、情緒因素等。根據傳統中醫理論，失眠的原因主要為臟腑機能紊亂，尤其是心的溫陽功能與腎的滋陰功能不能協調、氣血虧虛、陰陽失調等。避免失眠應少喝影響睡眠的飲料如咖啡和茶，少喝酒。

敲打治療失眠

【所選穴位】

　　足三里穴、神門穴、三陰交穴、印堂穴、睛明穴、攢竹穴、太陽穴。足三里穴，在外膝眼下 3 寸，脛骨外側約 1 橫指處；神門穴，在掌側腕橫紋的尺側端，尺側腕屈肌腱的橈側凹陷中；三陰交穴，在小腿內側，當足內踝尖上 3 寸，脛骨內側緣後方，正坐屈膝成直角取穴；印堂穴，在鼻根最根處向上，兩眉梢的中心位置；睛明穴，取穴時閉目，鼻根兩旁，在目眥之內上方凹陷中，相當眶內緣處；攢竹穴，在臉部，眉毛內側邊緣凹陷處（當眉頭陷中，眶上切跡處）即是；太陽穴，位於耳廓前面，前額兩側，外眼角延長線的上方。

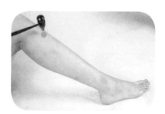
敲打足三里穴

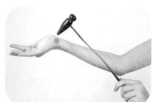
敲打神門穴

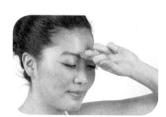
一指禪刺激印堂穴

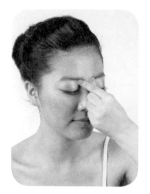
揉按睛明穴

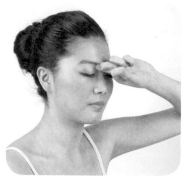
一指禪刺激攢竹穴

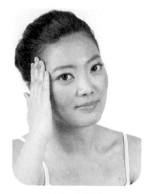
拍打太陽穴

【操作方法】

　　用敲打錘敲打足三里穴、神門穴，每次每穴 100 下；用一指禪法刺激三陰交穴、印堂穴、攢竹穴，每次每穴 3 ～ 5 分鐘；按揉睛明穴，每次 3 ～ 5 分鐘；拍打手法刺激太陽穴，每次 3 ～ 5 分鐘。以上操作每日 2 ～ 3 次。

【治療原理】

　　失眠多因思慮憂鬱，勞倦過度，心脾血虛，或病後、產後氣血虛弱等因所致。病多內因，證有虛實。血虛為病之本，痰火、飲食，陽亢為病之標。蓋血虛多責之於心、肝、脾三臟，血虛則心火偏盛，或肝陽偏亢，或心腎不交。足三里穴補中益氣、通經活絡，通調一身之氣，氣行則血行；神門穴主治心病、心煩、驚悸、怔忡、健忘、失眠、癲狂癇病、胸脅痛等疾病；敲打三陰交穴可以治療失眠；印堂穴可以治療頭痛、前頭痛、失眠等病症；睛明穴能降溫除濁；攢竹穴能除熱生氣；敲打太陽穴可以解除疲勞。因此，上述穴位配合應用，可以起到治療失眠的作用。

三十二、嗜睡——不可抑制想睡的欲望

　　嗜睡是一種神經性疾病，它能引起不可抑制性睡眠的發生，是一種過度的白天睡眠或睡眠發作。這些睡眠階段會經常發生，且易發生的時間和地點常不合時宜，例如當說話、吃飯或駕車時。儘管睡眠可以發生在任何時間，但最常發生的是在不活動或單調、重複性活動階段。

　　嗜睡通常最初發生在 15 ～ 30 歲的年齡段，但也有的人出現嗜睡現象的時間比較早或比較晚。一旦出現嗜睡的現象，它會伴隨你終生，男性和女性受影響的程度一樣。嗜睡的最初症狀通常是白天時感到很強烈的睡意，然而，可能需要好幾年才能確診病人的確患有這種疾病，因為引起白天睡意過多的原因除此之外還有很多。

敲打治療嗜睡

【所選穴位】

　　頭維穴、天柱穴、百會穴、前額髮際點。頭維穴在頭側部，當額角髮際上

0.5 寸，頭正中線旁開 4.5 寸；天柱穴在項部，在大筋（斜方肌）外緣之後髮際凹陷中，約當後髮際正中旁開 1.3 寸；百會穴在頭頂正中線與兩耳尖連線的交點處，即後髮際正中上 7 寸。前額髮際點，位於太陽穴直上髮際處。

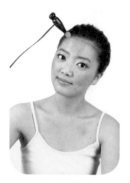
敲打頭維穴

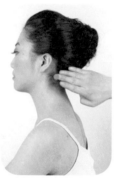
拍打天柱穴

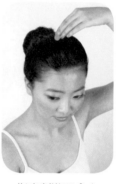
指尖刺激百會穴

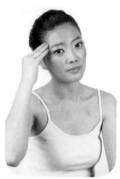
指尖前額髮際點痛處

【操作方法】

　　用手按前額髮際點，一邊緩緩吐氣，一邊用指尖擊打刺激痛處，用力適中，每次 30 ～ 50 下；用敲打錘敲打頭維穴，每次 100 ～ 120 下；用拍打法刺激天柱穴，每次 100 ～ 120 下；用指尖擊打刺激百會穴，每次 3 ～ 5 分鐘。以上操作每日 3 次。

【治療原理】

　　嗜睡，多因腎陽虛所致。陽虛盛則瞑目，故可見神疲欲臥，閉目即睡、朦朧迷糊之症。一般多兼心虛，或脾虛。現代醫學多稱之為自主神經功能紊亂症。

　　敲打前額髮際點可以醒神清腦，消除睡意；頭維穴具有向頭之各部輸送胃經的陽氣及精微物質的作用；敲打天柱穴可以消除疲勞，振奮精神；百會穴可以醒腦開竅，治療嗜睡。因此，諸穴位聯合應用，可以很好地治療嗜睡及相關症狀。

三十三、慢性肝炎 —— 傳染性強、免疫功能紊亂

　　慢性肝炎多是由急性 B 型肝炎、急性 C 型肝炎久治不癒，病程超過半年，而轉為慢性的肝炎，也有慢性肝炎多為感染肝炎病毒後，因起病隱匿，發現時已經成為慢性肝炎。慢性肝炎傳染性較強。由於機體自身免疫功能紊亂，長期應用損害肝臟藥物及機體對藥物過敏，酗酒以及某種酶的缺乏，代謝紊亂等均可導致本病的發生。A 肝和 E 肝一般不會發展為慢性肝炎，但是急性 A 肝有遷延不癒的現象。D 型肝炎只能和 B 型肝炎同時發生或在病人已經攜帶有 B 型肝炎病毒的情況下才會發生。

敲打治療慢性肝炎

【所選穴位】

　　肝俞穴、膽俞穴、腎俞穴、中脘穴、足三里穴、三陰交穴。肝俞穴，位於第 9 胸椎棘突下，旁開 1.5 寸；膽俞穴，在背部，當第 10 胸椎棘突下，旁開 1.5 寸；腎俞穴，位於在第 2 腰椎棘突下，旁開 1.5 寸處；中脘穴，位於人體的上腹部，前正中線上，即胸骨下端和肚臍連接線中點即為此穴；足三里穴，在外膝眼下 3 寸，脛骨外側約 1 橫指處；三陰交穴，在小腿內側，當足內踝尖上 3寸，脛骨內側緣後方，正坐屈膝成直角取穴

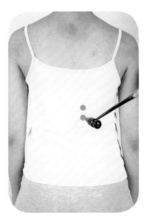
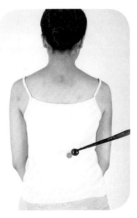
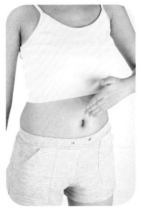

敲打膽俞穴、肝俞穴　　　敲打腎俞穴　　　　　拍打中脘穴

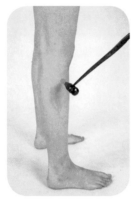
敲打足三里穴

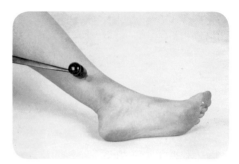
敲打三陰交穴

【操作方法】

用敲打錘敲打肝俞穴、膽俞穴、腎俞穴、足三里穴、三陰交穴，每次每穴3～5分鐘；用拍打法刺激中脘穴，每次50下。以上操作每日3次。

【治療原理】

慢性肝炎多由急性肝炎失治或治療不徹底轉化而成。病由實致虛，終成肝鬱脾虛，肝腎不足，脈絡瘀阻等虛實夾雜的病理表現。

肝俞穴主治急慢性肝炎、膽囊炎、慢性胃炎、胃擴張、胃痙攣、黃疸等消化系統疾病；膽俞穴外散膽腑之熱；腎俞穴可散腎臟之熱；足三里穴具有調理脾胃、補中益氣、通經活絡的作用，可以治療慢性肝炎等；三陰交穴可健脾益血、調肝補腎。因此，上述穴位聯合應用，可以很好地治療慢性肝炎及相關病症。

三十四、慢性闌尾炎——急性闌尾炎後遺症

慢性闌尾炎是指闌尾急性炎症消退後遺留的慢性炎症病變，可表現為右下腹部陣發性隱痛或脹痛、消化不良、便祕、低燒等症狀。其特點為起病隱匿，病情發展緩慢，病程較長，可持續幾個月甚至幾年。敲打療法在治療慢性闌尾炎方面有著較好的效果。

敲打治療慢性闌尾炎

【所選穴位】

　　足三里穴、闌尾穴、外陵穴、合谷穴、天樞穴、曲池穴。足三里穴，在外膝眼下 3 寸，脛骨外側約 1 橫指處；闌尾穴，在小腿前側上部，當犢鼻下 5 寸，脛骨前緣旁開一橫指處；外陵穴，位於人體的下腹部，當臍中下 1 寸，距前正中線 2 寸；合谷穴，是拇指、食指合攏，在肌肉的最高處取穴或拇指、食指張開，以另一手的拇指關節橫紋放在虎口上，拇指下壓處取穴；天樞穴，位於臍中旁開 2 寸；曲池穴，取穴時屈肘成直角，在肘橫紋外側端與肱骨外上髁連線中點。

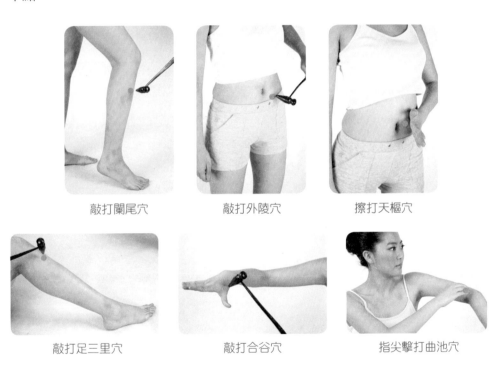

| 敲打闌尾穴 | 敲打外陵穴 | 擦打天樞穴 |
| 敲打足三里穴 | 敲打合谷穴 | 指尖擊打曲池穴 |

【操作方法】

　　用敲打錘敲打足三里穴、闌尾穴、外陵穴、合谷穴，每次每穴 80 ～ 100 下；用擦打法刺激天樞穴，每次 3 ～ 5 分鐘；用指尖擊打刺激曲池穴，每次 3 ～ 5 分鐘。以上操作每日 3 次。

【治療原理】

闌尾炎多因寒、濕、熱邪加瘀，積於腸道所致。若由濕熱夾鬱所致則發病迅速；或寒濕瘀血互結，鬱久化熱而起。

足三里穴有調理脾胃、補中益氣、通經活絡的作用，可以治療痢疾、闌尾炎、腸梗阻等病症；闌尾穴主治闌尾炎，消化不良；天樞穴主治急慢性腸炎、闌尾炎、腸麻痺等病症；曲池穴可以治療急性胃腸炎、闌尾炎等；外陵穴能行氣利水降濁，主治腹部疾病；合谷穴宣通氣血，治療慢性闌尾炎有很好的效果。因此，諸穴位配合應用，可以很好地治療慢性闌尾炎。

三十五、暈動症 —— 乘坐交通工具時頭暈

暈車在醫學上稱為「暈動病」、「運動病」，「暈動病」是暈車、暈船、暈機等的總稱，它與人體的內耳前庭平衡感受器官的異常有直接關係。確切地講，「運動病」不是真正的疾病，與通常意義上的疾病不同，它僅僅是敏感機體對超限刺激的應急反應。多因胃腸虛弱、睡眠不足或過度疲勞加之交通工具在運行中的震動所致。生活中常有些人坐上汽車後沒多久就覺得頭暈，上腹部不舒服、噁心、出冷汗，甚至嘔吐；尤其當汽車急剎車、急轉彎或突然起動時更厲害，下車休息片刻即可逐漸減輕或恢復。

敲打治療暈動症伴有昏厥

【所選穴位】

人中穴、足三里穴、合谷穴、內關穴。人中穴，位於人中溝上 1/3 處；足三里穴，在外膝眼下 3 寸，脛骨外側約 1 橫指處；合谷穴，是指一手的拇指、食指張開，以另一手的拇指關節橫紋放在虎口上，拇指下壓處取穴；內關穴，在前臂掌側，腕橫紋上 2 寸，掌長肌腱與橈側腕屈肌腱之間。

【操作方法】

在患者出現昏厥、神志不清等症狀之後，首先掐壓人中穴，甦醒後再用一指禪或者敲打錘刺激足三里穴、合谷穴，可用較大的力度；用砍法刺激內關穴。

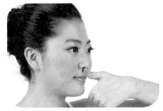

按壓人中穴

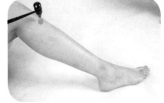

敲打足三里穴

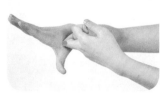

一指禪刺激合谷穴

【治療原理】

　　足三里穴具有補中益氣、通經活絡的功效，可提高大腦皮層細胞的工作能力；內關穴可以疏導水濕、寧心安神、理氣鎮痛，可以治療「暈動症」；人中穴是治療昏迷、暈厥的首選穴位；合谷穴能鎮靜止痛、通經活絡。諸穴聯用，可以很好地治療暈動症及相關症狀。

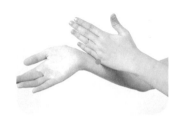

砍擊內關穴

敲打治療暈動症

【所選穴位】

　　內關穴、中脘穴、百會穴、印堂穴。中脘穴，位於人體的上腹部，前正中線上，即胸骨下端和肚臍連接線中點即為此穴；百會穴，在頭頂正中線與兩耳尖連線交點處；印堂穴，在鼻根處向上，兩眉梢連線的中心。

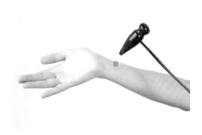

敲打內關穴

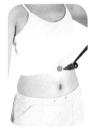

敲打中脘穴

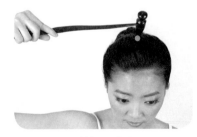

敲打百會穴

【操作方法】

　　在乘車之前，首用砍法或者敲打錘刺激內關穴 80 ～ 120 次左右；然後用敲打錘或者一指禪手法刺激中脘穴、百會穴、印堂穴，每次每穴 3 ～ 5 分鐘。

「暈動症」多因胃腸虛弱、睡眠不足或過度疲勞，加之交通工具在運行中的震動，或因受氣流、油味、音響、廢氣等刺激，導致自主神經功能失調所致。

內關穴可以疏導水濕、寧心安神、理氣鎮痛，可以治療「暈動症」；中脘穴可以治療

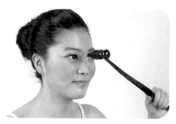

砍擊敲打印堂穴

「暈動症」所致的噁心等症狀；百會穴可以治療「暈動症」相關的頭痛、頭重腳輕等症狀；印堂穴可以清頭明目、通鼻開竅、治療頭痛、頭暈等病症。因此，上述穴位聯合應用，可以起到很好的治療效果。

╱三十六、類風濕性關節炎 —— 慢性的全身骨關節病變╱

類風濕性關節炎又稱「類風濕」，是一種以骨關節病變為主的慢性、全身性自身免疫性疾病，其病變多出現在四肢小關節，尤以兩手的掌指關節最為多見，反覆發作，呈對稱分布。臨床上以關節紅腫疼痛、酸楚、麻木、沉重以及活動障礙為主要表現。本病屬中醫的「痺症」範疇。引起本病的原因多是由於感受風寒濕熱之邪，導致人體氣血痺阻不通，筋脈關節失於濡養所致。敲打療法通過刺激人體的經絡，使氣血通暢，筋骨關節得以榮養，從而達到減輕疼痛的治療目的。

敲打治療類風濕性關節炎

【所選穴位】

手三里穴、曲池穴、陽池穴、陽溪穴、身柱穴、腎俞穴、解溪穴、昆侖穴。曲池穴，位於人體的肘部，尋找穴位時屈肘，橫紋盡處，即肱骨外上髁內緣的凹陷中；手三里穴，位於前臂，手肘彎曲處向前 3 指；陽池穴，位於手背間骨的集合部位，在靠近手背那一側的皺褶上按壓，在中心處會找到一個壓痛點，就是陽池穴；陽溪穴，在腕背橫紋橈側，手拇指向上翹時，當拇短伸肌腱與拇長伸肌腱之間的凹陷中；身柱穴，位於背部，當後正中線上，第 3 胸椎棘突下

的凹陷中；腎俞穴，位於腰部，第 2 腰椎棘突下，旁開 2 指寬處；解溪穴，位於足背踝關節橫紋中央的凹陷處，當拇長伸肌腱與趾長伸肌腱之間；昆侖穴，位於腳踝外側，在外踝頂點與跟腱相連線的中央點。

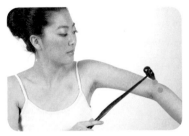

敲打曲池穴、手三里穴

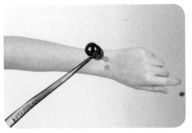

敲打陽池穴、陽溪穴

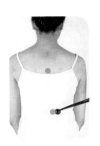

敲打腎俞穴、身柱穴

【操作方法】

以上穴位，可用敲打錘或拍打的方法。使用拍打手法時，要求腕部向上抬起約 45 度左右，用力均勻適宜，由輕漸重，不可用力過猛，以患者能忍受為限。拍打節奏按打 1 拍後再連打 3 拍的順序進行。年輕體重者可重打，老幼體弱者宜輕打；肘臂部，髀部和膝部宜重打，

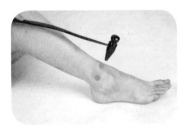

敲打解溪穴、昆侖穴

腕部、背部和踝部宜輕打。拍打時，以患者皮膚出現潮紅為度。每次每穴 100 下，每日 2 ～ 3 次。30 次為 1 個療程。休息 5 ～ 7 天後，再繼續第 2 個療程。

【治療原理】

經雲：「風寒濕三氣雜至，合而為痺，風氣勝者為行痺，寒氣勝者為寒痺，濕氣勝者為著痺。」所以，類風濕性關節炎屬於中醫「痺症」範疇。

手三里穴可以潤脾化燥，生發脾氣，治療腰痛、肩臂痛、上肢麻痺、半身不遂等病症；刺激曲池穴可以治療上肢癱、麻、痛等症狀；刺激陽池穴具有治療前臂疼痛麻木的功效；刺激陽溪穴可以治療顏面神經麻痺、癲癇等病症；身柱穴可以治療癲狂癇症、腰脊強痛等症狀；敲打腎俞穴可以緩解腰疼；解溪穴具有舒筋活絡的功效；昆侖穴可治療項強、腰骶疼痛的病症。因此，上述穴位聯合應用，共奏治療類風濕性關節炎之效。

三十七、前列腺肥大 —— 小便不通，小腹脹痛

前列腺肥大又稱「前列腺增生」。前列腺增生的症狀可以分為兩類：一類是因增生而阻塞尿路產生的梗阻性症狀；另一類是因尿路梗阻引起的併發症。臨床常見小便不通或不利，常伴有口渴、胸悶、心煩、小腹脹痛、舌紅苔黃、尿頻、尿急、排尿不暢、尿淋滴不盡等症。中醫認為，此病多因肺熱氣阻，不能通調水道，下輸膀胱；或三焦火熱，氣道不降，水道不通；或脾失健運，不能升清降濁，濕熱下注膀胱。總之，與脾、肺、腎三臟（三焦）功能失調有關。

敲打治療前列腺肥大

【所選穴位】

關元穴、氣海穴、曲骨穴、腎俞穴、膀胱俞穴。關元穴，位於臍下 3 寸，肚臍下緣和恥骨上緣連線的中點；氣海穴，位於臍下 1.5 寸；曲骨穴，在前正中線上，恥骨聯合上緣的中點處；腎俞穴，位於在第 2 腰椎棘突下，旁開 1.5 寸處；膀胱俞穴，在骶部，當骶正中脊旁 1.5 寸，平第 2 骶後孔。

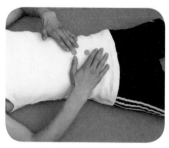

拍打法刺激關元、氣海穴

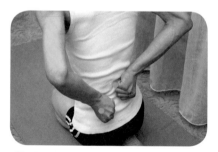

雙手握拳捶打刺激腎俞穴、膀胱俞穴

【操作方法】

用拍打法刺激關元穴、氣海穴，以皮膚潮紅感為宜，每次 3 ～ 5 分鐘；用

一指禪法刺激曲骨穴，每次 80 ～ 100 下；雙手握拳捶打刺激腎俞穴、膀胱俞穴，每次每穴 3 ～ 5 分鐘。以上操作每日 3 次，待小便通暢後可改為隔日施術 1 次。

【治療原理】

前列腺肥大多因肺熱氣壅、不能通調水道，下輸膀胱；或三焦火熱，氣道不降，水道不通；或脾失健運，不能升清降濁，濕熱下注膀胱；或腎陽不足，下焦氣化失司而致開闔不利所致。

關元穴具有培元固本、補益下焦之功，凡元氣虧損均可使用；氣海穴生髮陽氣，對遺尿、遺精、陽痿等都有較好的療效；曲骨穴具有治療小便淋瀝、遺尿、遺精、陽痿等病症的作用；腎俞穴可以外散腎臟之熱；膀胱俞穴可以外散膀胱腑之熱。因此，上述穴位聯用對前列腺肥大的治療具有很好的作用。

三十八、遺精——男性生理現象

遺精是一種生理現象，是指不因性交而精液自行泄出，但有生理性與病理性的不同。中醫將精液自遺現象稱遺精或失精，有夢而遺者名為「夢遺」，無夢而遺，甚至清醒時精液自行滑出者為「滑精」。多由腎虛精關不固，或心腎不交，或濕熱下注所致。遺精多因性器官及神經功能失調所致。其原因有三：一為煩勞過度，陰液暗耗；二為手淫頻繁或早婚，損傷腎精；三為飲食不節，損傷脾胃。如成年男子，偶爾有遺精，或受書刊、影視內容影響而致，一般每週不超過 2 次，且次日無任何不適者，則屬於生理現象，不需治療。

敲打治療遺精伴有陽痿、遺尿

【所選穴位】

關元穴、太溪穴、腎俞穴、心俞穴。關元穴，位於臍下 3 寸，肚臍下緣和恥骨上緣連線的中點；太溪穴，位於足內側，內踝後方與跟腱之間的凹陷處；腎俞穴，位於在第 2 腰椎棘突下，旁開 1.5 寸處；心俞穴，位於第 5 胸椎棘突下，旁開 1.5 寸處。

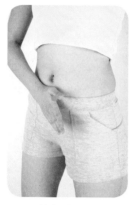

擦打關元穴

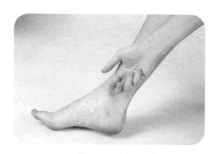

一指禪刺激太溪穴

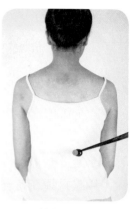

敲打腎俞穴

【操作方法】

用擦打法刺激關元穴 50 ～ 80 下，以透熱為度；用敲打錘或者一指禪法刺激太溪穴、腎俞穴、心俞穴，每次每穴 50 ～ 80 下。以上操作每日 3 次。

【治療原理】

遺精多因性器官及神經功能失調所致。其因有三：一為煩勞過度，陰液暗耗；二為手淫頻繁，或早婚，損傷腎精，腎虛失藏，精關不固；三為飲食不節，醇酒厚味，損傷脾胃。關元穴具有培元固本、

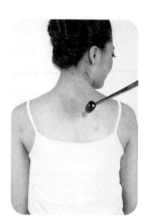

敲打心俞穴

補益下焦之功，凡元氣虧損均可使用，臨床上多用於泌尿、生殖系統疾患；太溪穴可以滋陰益腎、壯陽強腰；腎俞穴主要治療遺尿、遺精、陽痿等病症；心俞穴可以治療失眠、健忘、盜汗、夢遺等病症。因此，上述穴位聯合應用，可以有效地治療遺精，兼治陽痿、遺尿。

敲打治療遺精

【所選穴位】

百會穴、印堂穴、神門穴。百會穴，在頭頂正中線與兩耳尖連線的交點處，即後髮際正中上 7 寸；印堂穴，在鼻根處向上，兩眉梢連線的中心位置；神門穴，在掌側腕橫紋的尺側端，尺側腕屈肌腱的橈側凹陷中。

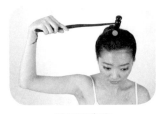

敲打百會穴

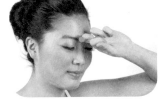

一指禪刺激印堂穴

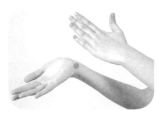

砍擊神門穴

【操作方法】

用敲打錘或者一指禪法刺激百會穴、印堂穴，每次每穴 3 ～ 5 分鐘；用砍法或者拇指彈壓刺激神門穴 50 ～ 80 下。以上操作每日 3 次。

【治療原理】

百會穴可以治療目眩失眠、焦躁等病症；印堂穴具有疏風止痛、通經活絡之功；神門穴主要治療健忘、失眠、癲狂癇病、遺精、盜汗、胸脅痛等疾病。上述諸穴配伍，可以很好地治療遺精。

三十九、早洩——腎虛所致，伴隨腰酸背痛

早洩是指射精發生在陰莖進入陰道之前，或進入陰道中時間較短，在女性尚未達到性高潮，提早射精而出現的性交不和諧障礙。類型分為器質性（主要有前列腺炎等疾病引起）和非器質性（心理性，習慣性，及因包皮過長等正常原因引發的射精過快現象），導致早洩的原因主要可以分為心理和生理兩大部分，從治療角度來說，只有從心理和生理兩方面同時來治療早洩，才能實現。中醫認為，早洩多因腎虛所致，常伴有腰酸背痛乏力等症狀。

敲打治療早洩

【所選穴位】

關元穴、內關穴、太沖穴、三陰交穴、八髎穴、心俞穴。關元穴，位於臍下 3 寸，肚臍下緣和恥骨上緣連線的中點；內關穴在前臂掌側，腕橫紋上 2 寸，掌長肌腱與橈側腕屈肌腱之間；太沖穴位於足背側，第 1、第 2 蹠骨結合部之

前凹陷處；三陰交穴，位於內踝尖直上 3 寸，當脛骨後緣；八髎是 8 個穴位：上髎、次髎、中髎、下髎各一對，所以叫做「八髎」，這是一個區域也就是在陽關和會陽之間，鄰近胞宮；心俞穴，位於第 5 胸椎棘突，旁開 1.5 寸處。

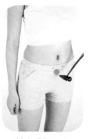

敲打關元穴

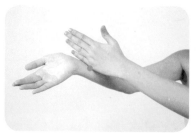

砍擊內關穴

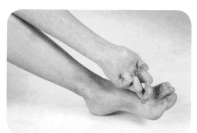

一指禪刺激太沖穴

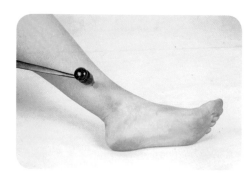

小錘敲打三陰交穴

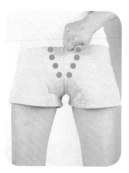

叩擊八髎穴

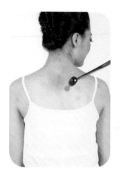

敲打心俞穴

【操作方法】

　　首先用敲打錘敲打關元穴，每次 3～5 分鐘；然後用砍法，刺激內關穴，每次 100 下；用一指禪法刺激太沖穴，每次 100 下；然後用按摩小錘敲打三陰交穴，每次 100 下；然後握拳叩擊八髎穴，每次 100 下；用敲打錘敲打心俞穴，每次 100 下。以上操作每日 3 次。

【治療原理】

　　早洩一症，介於陽痿和遺精之間，均比二症較輕，在臨床上並不少見，多因腎虛所致。

　　關元穴具有培元固本、補益下焦之功；內關穴有補益氣血、安神養顏之功

效；刺激太沖穴可以增強性能力；三陰交穴可以治療遺精、陽痿、陰莖中痛、水腫、小便不利、遺尿等症；八髎穴主治腰骶部疾病、下腰痛等病症；心俞穴可以降火氣；內關穴主治本經經病和胃、心、心包絡疾患以及與情志失和、氣機阻滯有關的臟腑器官、肢體病變。因此，上述諸穴聯用，可以有效地治療早洩。

四十、頸椎病——頸椎的綜合症狀

頸椎病又稱「頸椎綜合症」，是頸椎骨關節炎、增生性頸椎病、頸神經根綜合症、頸椎間盤突出症的總稱，是一種以退行性病理改變為基礎的疾患。主要由於頸椎長期勞損、骨質增生，或椎間盤突出、韌帶增厚，致使頸椎脊髓、神經根或椎動脈受壓，導致一系列功能障礙的臨床綜合症。表現為頸椎間盤退變本身及其繼發性的一系列病理改變，如椎體失穩、鬆動；髓核突出或脫出；骨刺形成；韌帶肥厚和繼發的椎管狹窄等，刺激或壓迫了鄰近的神經根、脊髓、椎動脈及頸部。本病好發於40 歲以上成年人，無論男女皆可發生，是臨床常見多發病。

敲打治療神經根型頸椎病

【所選穴位】

風池穴、大椎穴、印堂穴、太陽穴。風池穴，位於後頸部的髮際，在腦鎖乳肌與斜方肌之間凹陷處，風府穴兩旁；大椎穴，位於第 7 頸椎棘突下的凹陷處；印堂穴，在兩眉梢連線的中心位置；太陽穴，位於耳廓前面，前額兩側，外眼角延長線的上方，主治神經根型頸椎病。

【操作方法】

用砍法刺激風池穴 50 下；然後用敲打錘敲打大椎穴 50 下；然後用擦打法刺激印堂、太陽 2 穴，每次每穴各 3 ～ 5 分鐘。以上操作每日 3 次。

【治療原理】

頸椎病多因身體虛弱，腎精虧損，氣血不足；濡養欠乏；或氣阻，痰濁、

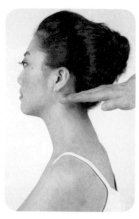

砍擊風池穴

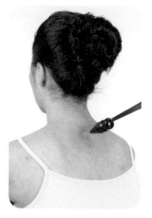

敲打大椎穴

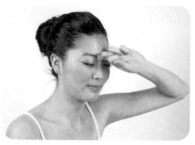

一指禪刺激印堂穴

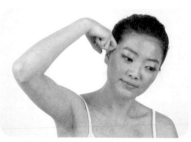

一指禪刺激太陽穴

瘀血等病理產物積累，致經絡瘀滯，風寒濕邪外襲，經絡不通，筋骨不利而發病。 風池穴、大椎穴具有壯陽益氣的作用；印堂穴具有祛風活絡、通竅止痛的作用；按摩太陽穴可以給大腦以良性刺激，能夠解除疲勞、振奮精神的作用。因此上述穴位配合應用，可以很好地治療和預防神經根型頸椎病。

敲打治療交感神經型頸椎病

【所選穴位】

肩井穴、曲池穴、風池穴。肩井穴，在大椎穴與肩峰連線中點，肩部最高處；曲池穴，取穴時屈肘成直角，在肘橫紋外側端與肱骨外上髁連線中點；風池穴位置見第一組。主治交感神經型頸椎病。

【操作方法】

用砍法刺激風池穴 50 ～ 80 下；用敲打錘敲打肩井穴 50 下；用一指禪法刺激曲池穴 50 下。以上操作每日 3 次。

【治療原理】

風池穴具有壯陽益氣的作用；肩井穴主治肩酸痛、頭酸痛、頭重腳輕等症

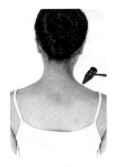
敲打肩井穴

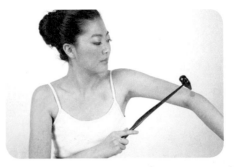
敲打曲池穴

狀；曲池穴可以轉化脾土之熱，燥化大腸經濕熱，提供天部陽熱之氣，治療熱病上肢不遂、手臂腫痛等病症。因此，諸穴聯用可以很好地預防和治療交感神經型頸椎病。

四十一、顏面神經麻痺——眼歪嘴斜，無法控制表情

面神經為 12 對腦神經之中的第 7 對，顏面神經麻痺的主要症狀是嘴歪、眼皮不能閉合、流眼淚、味覺障礙、食物在口內有停滯感、喝水會流出來等，給人嘴歪、眼斜的印象，對病人的身心都造成不小的影響。顏面神經麻痺，簡稱「面癱」，中醫稱之為「口眼渦斜」。多見於青壯年，是腦神經疾病中的常見疾病。通常多因為臉部著涼受風、風邪阻遏經絡，致使面神經管的骨膜發炎，面神經受刺激而麻痺所致。

敲打治療顏面神經麻痺

【所取穴位】

風池穴、合谷穴、睛明穴、太陽穴、四白穴、陽白穴、印堂穴、迎香穴、下關穴。風池穴，位於後頸部的髮際，在胸鎖乳突肌與斜方肌之間凹陷處；合谷穴，拇指第 1 個關節的橫紋正對另一手的虎口邊，拇指屈曲按下，指尖所指處就是本穴；睛明穴，取穴時閉目，鼻根兩旁，在目眥之內上方陷中，相當眶內緣處；太陽穴，位於耳廓前面，前額兩側，外眼角延長線的上方；四白穴，取穴時通常採用正坐或仰靠、仰臥姿勢，四白穴位於臉部，雙眼平視時，瞳孔

正中央下約 2 釐米處；陽白穴，位於前額部，當瞳孔直上，眉上 1 寸處；印堂穴，在兩眉梢連線的中心位置；迎香穴，位於臉部，在鼻翼旁開約 1 釐米的鼻唇溝中；下關穴，位於耳屏前約 1 拇指橫指，當顴弓下緣凹陷處，下頷骨髁狀突的前方。

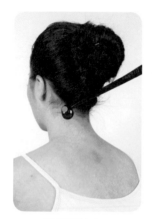

敲打風池穴

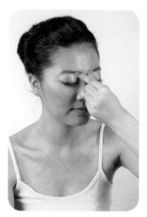

揉按睛明穴

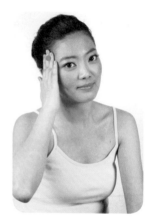

拍打太陽穴

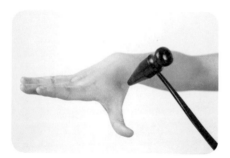

敲打合谷穴

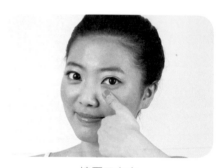

按壓四白穴

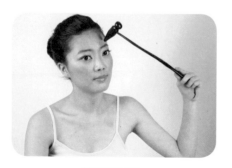

敲打陽白穴

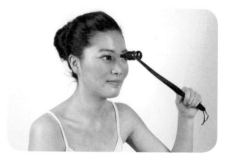

敲打印堂穴

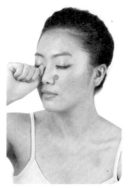
一指禪刺激迎香穴

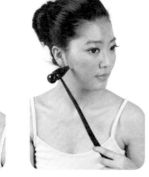
敲打下關穴

【操作方法】

　　用敲打錘敲打風池穴、合谷穴、陽白穴，每次每穴 5 分鐘；拍打太陽穴
50 次；按壓四白穴、睛明穴，每次每穴 3 ～ 5 次，以產生酸脹感為宜；用敲
打錘敲打印堂穴、下關穴，每次每穴 3 ～ 5 分鐘；用一指禪法刺激迎香穴，每
次 1 ～ 2 分鐘。寒症者，可以在陽白穴施以艾灸 3 ～ 5 分鐘，每日 1 次。

【治療原理】

　　中醫認為，顏面神經麻痺多因為臉部著涼受風、風邪阻遏經絡，導致骨膜
發炎腫脹、面神經受刺激而麻痺所致。

　　風池穴可以治療頭痛、眩暈、頸項強痛、目赤痛等病症；合谷穴可以治療
牙關緊閉、口眼歪斜等病症；睛明穴可以降溫除濁；太陽穴可以給大腦以良性
刺激，能夠解除疲勞、振奮精神、止痛醒腦；四白穴可以治療目赤癢痛、目翳、
口眼歪斜、頭痛眩暈等病症；陽白穴可以清頭明目，祛風瀉熱；印堂穴可以清
頭明目、通鼻開竅、治療頭痛、頭暈等頭臉部疾病；迎香穴、下關穴合用可以
治療面痛、三叉神經痛、口眼歪斜等臉部病症。綜上所述，諸穴聯用，可以很
好地治療面癱。

╱四十二、濕疹──常見的發炎性皮膚病╱

　　濕疹是一種常見的由多種內外因素引起的表皮及真皮淺層的炎症性
皮膚病，一般認為與變態反應有一定關係。濕疹是一種容易復發的皮膚

病，治療需要專用藥，如含有康潔淨膚成分的藥物；其臨床表現具有對稱性、滲出性、瘙癢性、多形性和復發性等特點，也是一種過敏性炎症性皮膚病，以皮疹多樣性，對稱分布、劇烈瘙癢反覆發作、易演變成慢性為特徵。可發生於任何年齡任何部位，任何季節，但常在冬季復發或加劇，有滲出傾向，慢性病程，易反覆發作。慢性濕疹多由急性濕疹失治轉化而成，或因血虛、風燥，脾濕所致。

敲打治療濕疹

【所取穴位】

　　曲池穴、合谷穴、血海穴、風市穴、曲泉穴。曲池穴，取穴時屈肘成直角，在肘橫紋外側端與肱骨外上髁連線中點；合谷穴，是一手的拇指、食指張開，以另一手的拇指關節橫紋放在虎口上，拇指指尖下壓處取穴；血海穴，取穴時屈膝，在大腿內側，髕底內側端上 2 寸，當股四頭肌內側頭的隆起處；風市穴，直立取穴，手下垂於體側，中指尖所到處即是該穴；曲泉穴，取穴時屈膝，在膝內側橫紋上方凹陷中。

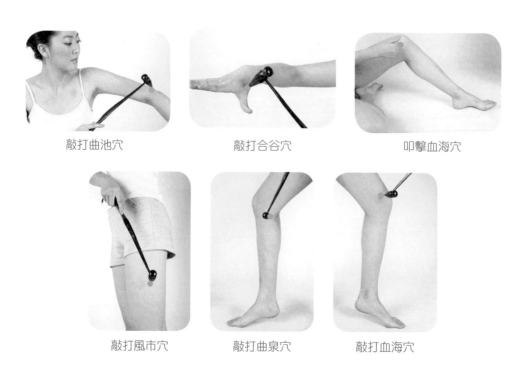

敲打曲池穴　　　　　　敲打合谷穴　　　　　　叩擊血海穴

敲打風市穴　　　　　　敲打曲泉穴　　　　　　敲打血海穴

【操作方法】

　　用一指禪法敲打曲池穴、合谷穴，每次每穴 100 下；用敲打錘或者叩擊法刺激血海穴 100 下；用敲打錘以較強的力度刺激風市穴，每次 5 ～ 8 分鐘；用敲打錘或者叩擊法刺激曲泉穴、血海穴，每次每穴 100 下。以上操作每日 3 次。敲打時儘量避開破損皮膚。

【治療原理】

　　濕疹多因飲食傷脾，外感濕熱之邪；或脾虛失運生濕，濕鬱化熱，壅遏肌膚，濕熱相搏；或夾風、濕、熱邪客於肌膚而致。慢性濕疹多由急性濕疹失治轉化而成，或因血虛、風燥、脾濕所致。

　　曲池穴轉化脾土之熱，燥化大腸經濕熱，提供天部陽熱之氣；合谷穴具有鎮靜止痛、通經活絡之功；血海穴可以治療風疹、癮疹、濕疹、皮膚瘙癢、神經性皮炎等病症；風市穴能運化水濕，調理氣血；曲泉穴最善治膝關節疼痛，也是降血壓的要穴，風寒、風熱、風溫、溫毒均可選用此穴；血海穴是調理全身氣血的要穴，可以治療風疹、癮疹、濕疹等病症。因此，上述穴位可以很好地治療濕疹及皮膚瘙癢等病症。

四十三、腰痛——腎陽不足，寒凝帶脈

　　腰痛是以腰部一側或兩側疼痛為主要症狀的一種病症。腰部疼痛多由腎陽不足，寒凝帶脈，或肝經濕熱侵及帶脈，經行之際，陽虛氣弱，以致帶脈氣結不通而出現疼痛；或衝任氣血充盛，以致帶脈壅滯，濕熱滯留而疼痛。腰痛是一個症狀，不是一個獨立的疾病，引起腰痛的原因是比較複雜的，所以出現持續且不明原因的腰痛，不要掉以輕心，應儘快到醫院確診，避免某些嚴重疾病的發生。

敲打治療腰痛

【所取穴位】

　　腎俞穴、環跳穴、承扶穴、委中穴、肝俞穴、陽陵泉穴、承山穴。腎俞穴，在第 2 腰椎棘突下，旁開 1.5 寸處；環跳穴，在股外側部，側臥屈股，當股骨

大轉子最凸點與　管裂孔連線的外 1/3 與中 1/3 交點處；承扶穴，位於人體
大腿後面，臀下橫紋的中點；委中穴，位於膕窩橫紋的中點；肝俞穴，位於第
9 胸椎棘突下，旁開 1.5 寸處；陽陵泉，位於小腿外側，當腓骨小頭前下方凹
陷處；承山穴，位於小腿後面正中，當伸直小腿或足跟上提時，小腿肚下出現
尖角凹陷處。

【操作方法】

　　用敲打錘敲打腎俞穴、肝俞穴、承扶穴、承山穴、環跳穴，每次每穴 100
下；用一指禪法刺激陽陵泉穴 100 下；用砍法刺激委中穴 100 下。以上操作
每日 3 次。

【治療原理】

　　腰痛多因風寒濕熱等外邪入侵，或體弱精衰，不能濡養經脈；或負重跌扭，
氣滯血瘀；或因職業關係，如過度彎腰負重，屈伸過頻，日久致勞倦虛損，氣

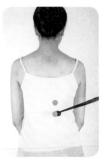
敲打腎俞穴、肝俞穴

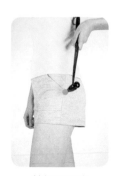
敲打環跳穴

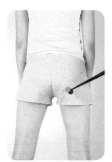
敲打承扶穴

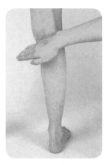
砍擊委中穴

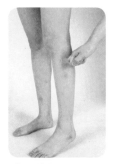
一指禪刺激陽陵泉穴

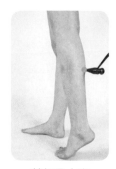
敲打承山穴

血不和，瘀阻經脈而致腰肌勞損。

　　腎俞穴外散腎臟之熱，可以治療腰痛等病症；環跳穴健脾益氣，可以治療腰胯疼痛等病症；承扶穴可以治療腰骶臀股部疼痛；委中穴可以治療腰背痛、下肢痿痺等腰及下肢病症；肝俞穴具有疏肝理氣、行氣止痛的功效，可以治療脊背痛；陽陵泉穴可以降濁除濕，治療腰痛、膝蓋疼痛、腳麻痺等病症；承山穴運化水濕，固化脾土。因此，上述各個穴位聯用，可以起到很好地治療腰痛的作用。

【健康小提示】

（1）患者首先要注意改變生活方式，不適宜穿帶跟的鞋，有條件的可以選擇負跟鞋（地球鞋）。日常生活中應多睡硬板床以減少腰部承受的壓力。

（2）在治療期間，不要從事任何負重的活動，如提東西、打掃衛生……等等。

四十四、子宮脫垂──子宮低於正常位置

　　子宮脫垂是指支撐子宮的組織受損傷或薄弱，致使子宮從正常位置沿陰道下降至子宮頸外口，坐骨棘水準以下，甚至子宮全部脫出陰道口外的一種生殖伴鄰近器官變位的綜合症。子宮脫垂患者平時就會有腰酸背痛，嚴重時還會累及膀胱和直腸，而出現尿頻、小便不盡或大便不暢之感。中醫認為，本病多因素體氣虛，加之產後損耗，或產後過早操勞，或房勞過甚，或生育過多，損耗腎氣，以致脾腎氣虛，中氣下陷，進而引起胞脈鬆弛不固所致。

敲打治療子宮脫垂

【所取穴位】

　　中脘穴、沖門穴、氣海穴、關元穴、足三里穴。中脘穴，位於人體的上腹部，前正中線上，即胸骨下端和肚臍連接線中點即為此穴；沖門穴，位於人體的腹股溝外側，距恥骨聯合上緣中點 3.5 寸，當髂外動脈搏動處的外側；氣海穴，位於臍下 1.5 寸處；關元穴，位於臍下 3 寸，肚臍下緣和恥骨上緣連線的中點；足三里穴，在外膝眼下 3 寸，脛骨外側約 1 橫指處。

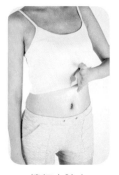
擦打中脘穴

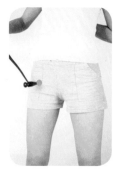
敲打沖門穴

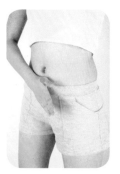
擦打氣海穴

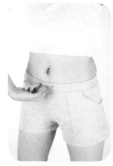
一指禪刺激關元穴

【操作方法】

　　用敲打錘刺激沖門穴 3 ～ 5 分鐘；用一指禪刺激關元穴 3 ～ 5 分鐘；用擦打法，以氣海、中脘 2 穴為中心，在上下腹部皮區反覆摩擦、擊打，以透熱為度；用敲打錘敲打足三里穴 80 ～ 100 下。以上操作每日 3 次。

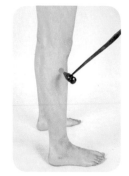
敲打足三里穴

【治療原理】

　　子宮脫垂往往在過勞或劇咳及排便用力太過的情況下發作。多因產後過早操勞，或房事過甚，損耗腎氣，以致脾腎氣虛，中氣下陷，從而導致胞脈不固所致。中脘穴聚集及傳導地部水液，治療腹部疾病；沖門穴主治腹痛、疝氣、崩漏、帶下等病症；氣海穴主治虛脫、形體羸瘦、臟氣衰憊、乏力等氣虛病症；關元穴可以培補元氣；足三里穴具有補中益氣、通經活絡的作用。因此，上述穴位聯合應用，可以很好地治療子宮脫垂及相關病症。

四十五、落枕——睡眠姿勢不良所致

　　落枕又稱「失枕」，是一種常見病，好發於青壯年，以冬春季多見。常表現為：入睡前並無任何症狀，晨起後卻感到項背部明顯酸痛，頸部活動受限。這說明病起於睡眠之後，與睡枕及睡眠姿勢不當有密切關係。落枕病因主要有兩個方面：一是肌肉受損，如夜間睡眠姿勢不良，頭頸長時間處於過度偏轉的位置；或因睡眠時枕頭不合適，過高、過低或過

硬，使頭頸處於過伸或過屈狀態，均可引起頸部一側肌肉緊張，使頸椎小關節扭錯，時間較長即可發生靜力性損傷，使傷處肌筋強硬不和，氣血運行不暢，局部疼痛不適，活動明顯受限等。二是感受風寒，如睡眠時受寒，盛夏貪涼，使頸背部氣血凝滯，筋絡痺阻，以致僵硬疼痛，動作不利。

敲打治療落枕

【所取穴位】

　　外關穴、肩中俞穴、肩井穴、肩貞穴、內關穴。外關穴，位於腕背橫紋上2寸，橈尺骨之間凹陷中；肩中俞穴，在背部，當第7頸椎棘突下，旁開2寸處；肩井穴，在大椎穴與肩峰連線中點，肩部最高處；肩貞穴，在肩關節後下方，臂內收時，腋後紋頭上1寸；內關穴，在前臂掌側，腕橫紋上2寸，掌長肌腱與橈側腕屈肌腱之間。

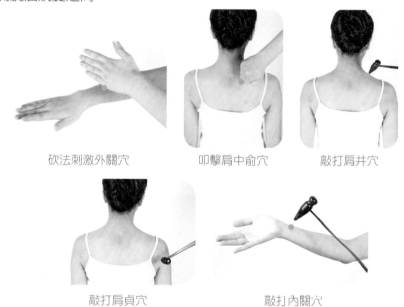

砍法刺激外關穴　　　　叩擊肩中俞穴　　　　敲打肩井穴

敲打肩貞穴　　　　　　　敲打內關穴

【操作方法】

　　用一指禪法或者敲打錘刺激內關穴100下；用砍法擊打外關穴100下；用叩擊法刺激肩中俞穴100下；用敲打錘敲打肩井穴、肩貞穴，每次每穴100下。以上操作每日3次。

【治療原理】

落枕多因體質虛弱，勞累過度，睡眠時頭頸部位置不當，或枕頭高低不適或太硬，使頸部肌肉，如胸鎖乳突肌、斜方肌、肩胛提肌等長時間維持在一個狀態；或因起居不當，嚴冬過寒，夏日受涼，受風寒濕邪侵襲等因素引起。

外關穴可以通行氣血、補陽益氣，可以治療落枕、頸部僵直等痺症；肩中俞穴可以治療項強、肩背疼痛等病症；肩井穴具有疏導水液、排除濕寒的作用，可以治療肩背痺痛、手臂不舉、頸項強痛等病症；肩貞穴可以治療落枕所致肩臂疼痛、活動受限等病症；內關穴具有益氣安神的作用，以內關透外關，2 穴相透，交通氣血，調補陰陽，故病可癒。以上諸穴聯用，共奏治療落枕之功。

四十六、痔瘡──肛門靜脈叢曲張

痔瘡，又稱「痔核」、「痔病」、「痔疾」等。醫學所指痔瘡包括內痔、外痔、混合痔，是直腸底部及肛門黏膜的靜脈叢發生曲張而形成的一個或多個柔軟的靜脈團的一種慢性疾病。多因飲食不節，損傷脾胃，胃腸燥熱，傷津耗液，燥屎內結，下迫大腸，或因濕熱下注，蘊聚肛門，氣滯血瘀，經絡壅滯，筋脈弛縱而致病。肛門不潔者尤易誘發。臨床可見肛門脫出腫物，腫脹疼痛，時而便血。

敲打治療痔瘡

【所取穴位】

大腸俞穴、委中穴、陶道穴、秩邊穴、三陰交穴、承山穴。大腸俞穴，位於人體腰部，當第 4 腰椎棘突下，左右 2 指寬處；委中穴，位於膕窩橫紋的中點；陶道穴，位於背部，當後正中線上，第 1 胸椎棘突下的凹陷中；秩邊穴，在臀部，平第 4 骶後孔，骶正中脊旁開 3 寸處；三陰交穴，在小腿內側，當足內踝尖上 3 寸，脛骨內側緣後方；承山穴，位於小腿後面正中，當伸直小腿或足跟上提時小腿肚下出現尖角凹陷處。

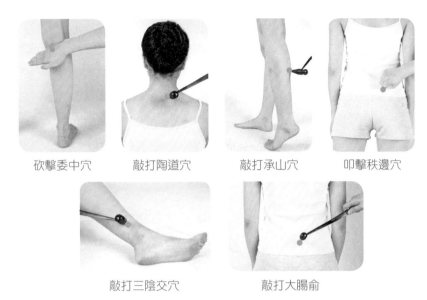

砍擊委中穴　　敲打陶道穴　　敲打承山穴　　叩擊秩邊穴

敲打三陰交穴　　　　敲打大腸俞

【操作方法】

　　用敲打錘敲打大腸俞穴、陶道穴，每次每穴 100 ～ 120 下；用砍法刺激委中穴 100 下；用敲打錘刺激三陰交穴、承山穴，每次每穴 100 下；用叩擊法刺激秩邊穴 100 下。以上操作每日 3 次。

【治療原理】

　　痔瘡常見症狀為肛門腫物，腫脹疼痛，時而便血。內痔生於肛門內（齒狀線以上），外痔生於肛門外（齒狀線以下），混合痔則生於肛門內外。多因濕熱下注，蘊聚肛門，導致氣滯血瘀，從而致病。

　　大腸俞穴具有理氣降逆、調和腸胃的功效，可以治療腸炎、痢疾、便祕、腸出血等病症；委中穴有散瘀活血之功效，為治療便血的要穴；陶道穴可以補益肺氣，通調一身之氣；秩邊穴主治小便不利、便祕、痔疾等病症；三陰交穴可健脾益血、調肝補腎；承山穴可以運化水濕，固化脾土，可以治療便祕、便血等病症。因此，諸穴聯用，可以從根本上治療便祕。

╱ 四十七、膀胱炎──排尿疼痛，女性常見 ╱

　　膀胱炎分為特異性和非特異性細菌感染 2 種。前者指膀胱結核而言。

非特異性膀胱炎系大腸桿菌、副大腸桿菌、變形桿菌、綠膿桿菌、糞鏈球菌和金黃色葡萄球菌所致。其臨床表現有急性與慢性 2 種。前者發病突然，排尿時有燒灼感，並在尿道區有疼痛，時有尿急和嚴重的尿頻。很重要的一點是上述症狀既發生於晚間，又發生在白天，女性常見，終末血尿常見，時有肉眼血尿和血塊排出。患者感到體弱無力，有低熱，也可有高熱，以及恥骨上不適和腰背痛。膀胱炎約占尿路感染總數的 50% ～ 70%，易發生於月經期後及尿道、婦科器械檢查後，其致病菌多數為大腸桿菌。

敲打治療急性膀胱炎

【所取穴位】

　　大腸俞穴、膀胱俞穴、足三里穴。大腸俞穴，位於人體腰部，當第 4 腰椎棘突下，左右 2 指寬處；膀胱俞穴，在骶部，當骶正中脊旁 1.5 寸，平第 2 骶後孔；足三里穴，在外膝眼下 3 寸，脛骨外側約 1 橫指處。

【操作方法】

　　用敲打錘刺激大腸俞穴、膀胱俞穴，每次每穴 80 ～ 120 下；用敲打錘敲打足三里穴 100 ～ 120 下。以上操作每日 3 次。

【治療原理】

　　膀胱炎多屬濕熱下注所致，臨床表現為小腹脹滿、疼痛、尿頻、尿量少。排尿時尿道有灼熱，排尿不暢或覺尿閉。急性膀胱炎多伴有發熱惡寒、食欲缺乏、煩渴等症狀。

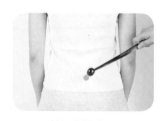
敲打大腸俞穴

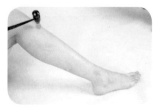
敲打足三里穴

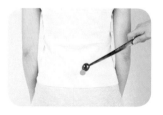
敲打膀胱俞穴

大腸俞穴外散大腸腑之熱，可以治療便祕、腰痛等病症；膀胱俞穴外散膀胱腑之熱，主治急性膀胱炎；足三里穴補中益氣、通經活絡、疏風化濕，通調一身水氣。因此，諸穴聯合應用，對急性膀胱炎有較好的效果。

敲打治療慢性膀胱炎

【所取穴位】

腎俞穴、氣海穴、中極穴。腎俞穴，位在第 2 腰椎棘突下，旁開 1.5 寸處；氣海穴，取穴時，可採用仰臥的姿勢，該穴位於人體的下腹部，直線連接肚臍與恥骨上方，將其分為 10 等分，從肚臍 3/10 的位置，即為此穴；中極穴，位於體前正中線，臍下 4 寸。

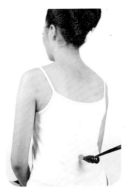 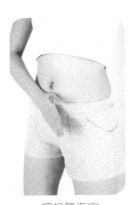 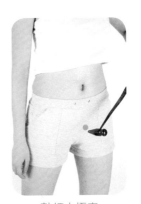

敲打腎俞穴　　　　擦打氣海穴　　　　敲打中極穴

【操作方法】

用敲打錘敲打腎俞穴、中極穴，每次每穴 80 ～ 100 下；用擦打法刺激氣海穴 3 ～ 5 分鐘。以上操作每日 3 次。

【治療原理】

膀胱炎多屬濕熱下注所致。臨床表現為小腹脹滿、疼痛、尿頻、尿量少。排尿時尿道有灼熱，排尿異常。慢性則無寒熱現象，但病程纏綿不癒。

腎俞穴外散腎臟之熱；氣海穴可以治療小便不利、遺尿等病症；中極穴主治生殖泌尿系統疾病，如尿頻、尿急等病症。因此，上述穴位聯合應用，對急性膀胱炎的治療有很好的效果。

四十八、牙痛 —— 牙痛不是病，痛起來要人命

　　牙痛，是指牙齒因各種原因引起的疼痛，為口腔疾患中常見的症狀之一，可見於西醫學的齲齒、牙髓炎、根尖周圍炎和牙本質過敏等。牙齒是痛覺神經十分集中的部位，與外界的直接接觸也甚頻繁。牙齒病損後，基本是以痛為主症。遇冷、熱、酸、甜等刺激時牙痛發作或加重，屬中醫的「牙宣」、「骨槽風」範疇。牙痛可分為原發性牙痛和繼發性牙痛，是以牙齒及牙齦紅腫疼痛為主要表現的病症。多因平素口腔不潔或過食膏粱厚味、胃腑積熱、胃火上沖，或風火邪毒侵犯、傷及牙齒，或腎陰虧損、虛火上炎、灼爍牙齦等引起。

敲打治療牙痛

【所取穴位】

　　大迎穴、合谷穴、下關穴、頰車穴。大迎穴，位於下頜角前方，咬肌附著部前緣，當面動脈搏動處；太陽穴，位於耳廓前面，前額兩側，外眼角延長線的上方；合谷穴，是拇指、食指合攏，在肌肉的最高處取穴或拇指、食指張開，以另一手的拇指關節橫紋放在虎口上，拇指下壓處取穴；下關穴，位於耳屏前約 1 拇指橫指，當顴弓下緣凹陷處，下頜骨髁狀突的前方；頰車穴，位於臉部，在下頜角上 1 橫指處。

【操作方法】

　　用敲打錘敲打合谷穴，每次 80 ～ 100 下；用一指禪法或者敲打錘依次刺激下關穴、頰車穴、大迎穴，每次 2 ～ 3 分鐘，以產生酸脹感為宜。以上操作每日 3 次。

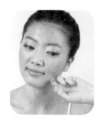
一指禪刺激大迎穴

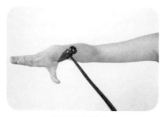
敲打合谷穴

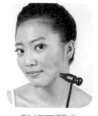
敲打下關穴
頰車穴

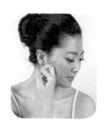
一指禪刺激下關穴

【治療原理】

　　牙痛劇烈，牙齦紅腫，多屬實火；微痛微腫，多屬虛火；有齲齒的，多屬於蛀牙痛；遇到冷、熱、酸、甜等物質而痛的，多屬過敏性牙痛。

　　大迎、下關、頰車 3 穴聯用可以疏導水液、祛除火熱，主治口歪、牙痛、頰腫等病症；合谷穴具有鎮靜止痛、通經活絡的作用，可以治療下齒齲、喉痺、面腫、唇吻不收等病症。上述穴位聯合應用，可以很好地治療牙痛及相關病症。

【健康小提示】

　　（1）注意口腔衛生，養成「早晚刷牙，飯後漱口」的良好習慣。

　　（2）發現蛀牙，及時治療。

　　（3）睡前不宜吃糖、餅乾等含澱粉的食物。

　　（4）宜多吃清胃火及清肝火的食物，如南瓜、西瓜、荸薺、芹菜、蘿蔔等。

　　（5）保持大便通暢，勿使腸毒上攻。

　　（6）勿吃過硬食物，少吃過酸、過冷、過熱食物。

四十九、口瘡——口腔黏膜損傷

　　口瘡的致病因素很多，如果平時喜歡吃過熱、過硬的食物，或刷牙時用力過度等，都可損傷口腔黏膜而引起發炎、潰爛。上呼吸道感染、發熱及受細菌和病毒感染後，口腔不清潔，口腔黏膜乾燥，也可引起口瘡。中醫認為本病主要是因為心脾積熱，虛火上炎，熏灼口舌從而出現口舌糜爛。常見症狀為在口腔內唇、舌、頰黏膜、齒齦等處出現淡黃色或白色的小潰瘍面，單個或多個不等，邊緣整齊而有紅暈，表面局部疼痛，有輕微口臭，唾液增多而且黏稠，常伴煩躁不安、食慾減退、消瘦、發熱等症狀。

敲打治療口瘡

【所取穴位】

　　大椎穴、足三里穴、脾俞穴、胃俞穴、巨闕穴。大椎穴，在第 7 頸椎下

的凹陷中；足三里穴，在外膝眼下 3 寸，脛骨外側約 1 橫指處；脾俞穴，在第 11 胸椎棘突下，旁開 1.5 寸；胃俞穴，位於第 12 胸椎棘突下，旁開 1.5 寸處；巨闕穴，位於上腹部，前正中線上，當臍中上 6 寸。

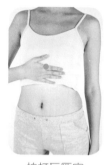
拍打巨闕穴

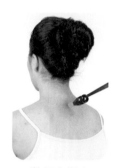
敲打大椎穴

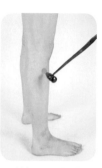
敲打足三里穴

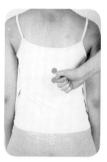
拳背擊打脾俞穴
、胃俞穴

【操作方法】

用敲打錘刺激大椎穴 3 ～ 5 分鐘；用一指禪法刺激足三里穴 1 ～ 2 分鐘；用拳背擊打法刺激脾俞穴、胃俞穴 3 ～ 5 分鐘；拍打法刺激巨闕穴 2 ～ 3 分鐘。以上操作每日 3 次。

【治療原理】

口瘡多由心脾積熱，虛火上炎所致。敲打大椎穴、足三里穴、脾俞穴、胃俞穴能強健脾胃，清除內火；巨闕穴是治療口瘡的要穴。以上穴位聯合應用，對口瘡有很好的治療效果。

【健康小提示】

（1）口瘡常反覆發作，患者往往痛苦不堪，所以在平時的飲食中，不要吃過熱、過硬及有刺激性的食物。

（2）注意口腔衛生，要經常用溫開水漱口。

（3）敲打按摩的同時，可以配合中藥外用能收到很好的效果。如口瘡痛甚可用青黛散塗患處，腐臭可用錫類散塗患處，腐爛漸去可用珠黃散塗患處。

（4）重症口瘡患者如有發熱、疼痛難忍等症狀，應及時就診。

PART
06

每天勤做敲打操，
敲打出美麗與健康

生命在於運動，身體在於活動。很多人不能經常參加健身活
動。為了彌補這方面的損失，閒暇時，如能做做健身敲打保健
操，不僅能使你神清氣爽地完成工作學習，而且還能讓你保持
健美的體型，消除多餘脂肪。

一、學學老年人回春保健操，強身健體延衰老

中老年可以利用家庭中的簡易設備進行健身操鍛鍊，效果也不錯。

1. 起床活動

早晨起床後，洗漱完畢，略帶微笑，雙足與肩等寬站立，上身放鬆，下身部分微微下蹲，腳趾輕輕抓地，雙目遠眺。

2. 頭部活動

以頭作筆尖，搖動頭部寫「長壽」兩個字。然後讓頭部圍繞這兩個字畫圓，先順時針方向，再反方向，以上動作要緩慢些，時間約 2 分鐘。

3. 擴胸活動

站立姿勢不變，兩腿稍屈，兩臂經胸前平屈向前平舉（合掌指尖向前），低頭對胸。再兩腿伸直，兩臂向後擺至側平舉（掌心向後），抬頭挺胸。兩腿屈伸一次，兩臂胸前平屈並後振一次（拳心向下），再收回。時間約 1 分鐘。

4. 交叉擺掌

站立姿勢不變，兩手下垂，兩掌交叉，掌心向腹部，然後兩臂向外側張開，張開幅度以自己舒適自然為度，速度不求快，張開手臂之後，隨即收臂，使兩手掌回復成交叉，時間約 1 分鐘。

5. 兩掌畫圓

兩掌心相對約 10 釐米，保持這個距離，兩掌高低與褲腰帶平，兩掌心保持距離不變，然後以上臂帶動手臂作畫圓運動。先身體略向左側畫圓，順時針 20 圈，逆時針畫 20 圈，然後身體向右側轉動，繼續如上述，順逆方向畫圓各 20 圈。

二、帶脈敲打操，敲掉「游泳圈」

1. 代謝機能緩慢造成肥胖

　　春季是減肥的最佳時期，隱藏了一冬天的脂肪會在夏天顯露無遺，所以利用這段時間做足功課，運用科學的方法減肥，絕對能達到你想要的效果。很多人認為減肥不是什麼難事，關鍵是要健康減肥。倘若減肥的同時失去了自己的健康，把整個身體的機能都打亂了，這樣真是得不償失。

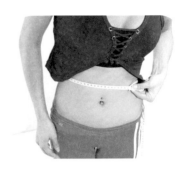

　　有關專家表示，肥胖的主要原因就是人體的代謝機能緩慢造成的。「每個人的身體都有差異，不同的體質會造就不同的身材。有些人說自己喝涼水都會胖，其實就是代謝機能緩慢。」

　　目前，一些中醫經絡疏通調節身體的方法非常盛行，通過疏通經絡、推拿穴位等方法來按摩身體，不僅能達到瘦身的效果，而且在減肥的過程中還能調節身體的機能，使保健、養身、減肥融合在一起，這才是真正科學的減肥。

2. 每天敲打帶脈 88 下瘦腹部

　　有關專家說，帶脈是人體比較特殊的一條經脈，人體上所有的經絡都是豎著走的，唯獨它橫著走。它圍繞腰部一圈，像腰帶一樣。當這條經絡氣血不足時，沒有收束之力，脂肪便會往這個地方囤積，出現大家常說的「游泳圈」。

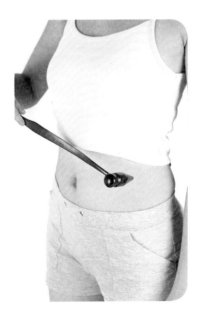

　　「每天敲打帶脈 88 下能夠幫你減掉肚子上的游泳圈。這種方法簡單易行，隨時都可以操作，無論是站著還是躺著。」有關專家如此介紹。以坐著為例，具體敲打方法是，保持端坐，身體放鬆，雙手握空拳，交替敲打腰部兩

側至離肚臍 2 寸的這部分地帶。兩側分別劃分成為 5 個點，這幾個點分別屬於任脈、腎經、胃經、脾經、膽經，同時它們又構成一條特殊的經絡——帶脈。通過敲打帶脈，可以很好地刺激腸胃的蠕動功能，促進腸胃的消化與吸收，對於腸胃的改善最直接有效。

敲打帶脈對便祕的人有很好的通便效果。如果愛美女性的腰腹有贅肉，出現多餘的「游泳圈」，敲打帶脈還有利於脂肪的代謝，減少贅肉產生，同時，敲打帶脈也能促進經絡氣血運行，幫助消耗腰腹部多餘的脂肪的功效。

3. 多運動並且合理搭配飲食

「若想減肥，愛美女性還要多注意平時的飲食搭配。吃得過多會阻礙減肥，但是，有些食物卻能幫助你吃掉脂肪，輕鬆享『瘦』。」有關專家建議女性多吃胡蘿蔔、花椰菜和黃瓜。首先，胡蘿蔔含有的胡蘿蔔素能作為脂肪的替代品。無論是煲湯還是當作零食，胡蘿蔔都是減肥者的不二選擇。花椰菜中含有的熱量和脂肪都非常低，它所含的膳食纖維可以幫助人增加飽腹感，是既飽腹又瘦身的減肥食物選擇。另外，我們經常吃的黃瓜對於減肥也有很好的效果，黃瓜是天然的利尿劑，它能加快身體的新陳代謝，有助排出體內的多餘液體。

除合理搭配飲食以外，有關專家還建議女性多做運動來瘦身。現代人都以工作優先，特別是年輕人，由於工作壓力大，上班時間忙，所以很少考慮自己的身體。有些人甚至認為運動出汗很難受。其實運動是最好的保健減肥方法。倘若你一天吃了 2000 卡路里的食物，而身體卻只需要 800 卡路里，那剩下的 1200 卡路里如果不運動消耗掉，就只能堆積在你的身體裡成為肥肉了。

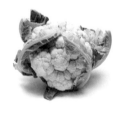
花椰菜

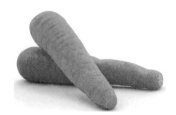
胡蘿蔔

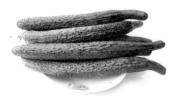
黃瓜

三、多做牙齒保健操，老人也能擁有一口好牙

想要頭髮花白時還有一口好牙，老年人除了要去除一些不良生活習慣，及一旦發現齲齒和牙周疾病要及時醫治外，還可以天天給牙齒做保健操。

專家指出，老人脫牙並非因為年齡因素或自然衰老，齲齒和牙周病才是導致他們喪失牙齒的大敵。及時把缺少的牙齒鑲上，是老年人口腔保健一項不可忽略的重點。如果老年人缺牙齒數少，鄰近的牙齒又牢固時，可選擇鑲烤瓷固定牙橋；若缺牙數較多，餘留牙的狀況也不夠好，這時以選用活動假牙為宜。

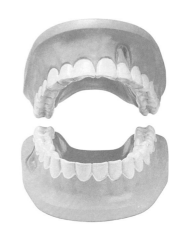

牙齒模型

要想維護牙頜系統的健康，去除一些不良習慣也很重要。例如：不能用牙齒去咬硬物，包括骨頭、蟹、核桃……等等；餐後不能用過於粗硬的火柴梗、髮夾等代替牙籤剔牙。同時，堅持餐後漱口與睡前刷牙的良好習慣，配合使用防齲及治療牙周病的含氟牙膏與中草藥牙膏。定期做口腔保健檢查，及時填補較淺的齲洞，經常清除牙齒上附著的結石與污垢。

牙齒的保健操更是使牙齒延長壽命的傳統養生方法，一種是叩齒法，每日早晚都以上牙對下牙空口咬撞 20 次，有促進牙槽骨及牙骨質新生的良好效果。此外是牙齦按摩法，以乾淨手指伸入口中在牙齦上揉按數十次，每次由後向前，由輕到重，長期堅持對促進牙齦血液循環，防治牙周疾病，大有好處。

四、敲打運動，促進新陳代謝，提高免疫力

敲打運動是一種簡單易行的健身功法，是按摩療法的一種。通過敲打可以通經活絡、強筋壯骨、強健肌肉、活動關節，促進血液循環，增強新陳代謝、提高身體抗病能力，從而起到強身健體、延緩衰老的作用。

1. 首先敲打頭頸部

　　站立或坐在椅子上，雙目平視前方，全身放鬆，沉肩墜肘，然後舉起雙臂敲打頭頸部。左手敲打左側，右手敲打右側。先從後頸部開始，逐漸向上敲打，一直敲到前額部。再從前額部向後敲打，直到後頸部。如此反覆5～8次，心中默數數字，精神寧靜，呼吸自然。

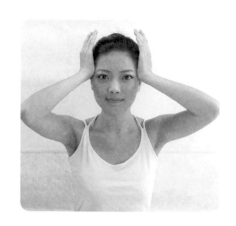

　　因悲哀憂鬱等不良情緒發於左腦半球思維部分，產生愉悦情緒的區域在右腦半球，進行敲打時逐漸活躍的右腦半球占主導地位，並逐漸抑制左腦的活動，故可消除不良情緒，使人情緒穩定。同時，敲打可治療頭痛、頭暈及腦供血不足等，對於中老年還有健腦和增強記憶的作用。

2. 然後拍打胸背部

　　冬天應脫掉棉衣。取站立姿勢，全身自然放鬆，然後雙手半握拳。先用左手敲打右胸，再用右手敲打左胸。先由上至下，再由下至上，左右胸各敲打200次，敲打完胸部再敲打背部。手仍半握拳，然後用左手伸到頭後去敲打右背部，再用右手敲打左背部，每側各敲打100次。

　　胸背部有豐富的胸壁神經和脊神經，支配人體運動及心肺功能。敲打胸背

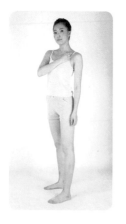 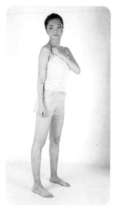 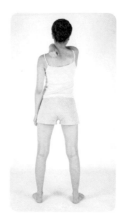 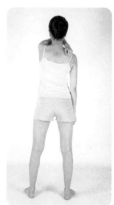

可刺激胸背部皮膚和皮下組織、促使體內血液循環加快，通過神經傳導，增強內分泌功能。可防治冠心病、高血壓性心臟病、風濕性心臟病、肺心病、肺氣腫及肌肉發育不良。

3. 接著敲打腰腹部

　　站立，全身放鬆，雙手半握拳，然後腰部左右轉動。隨著轉腰動作，兩上肢也跟著甩動。當腰向右轉動時，帶動左上肢及手掌向右腹部敲打。同時右手向右腰部敲打。如此左右反覆進行，有意識地敲打腰部、腹部，每側各敲打 200 次。

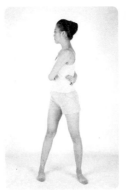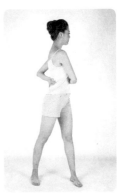

4. 最後敲打四肢和肩部

（1）敲打雙上肢：

　　用左手握拳敲打右上肢，用右手握拳敲打左上肢。敲打時要全面，上肢的四周都要敲遍，一般每側敲打 100 ～ 200 次，可預防或緩解上肢肌肉發育不良、上肢麻木、肢端紫紺及半身不遂等。

（2）敲打肩部：

　　站立或正坐於椅上，用左手握拳敲打右肩，用右手握拳敲打左肩，每側敲打 100 次。可防治肩痛、肩酸、肩周炎及肺不張等。

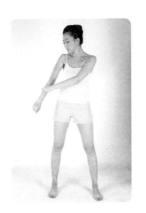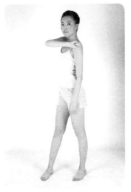

（3）敲打雙下肢：

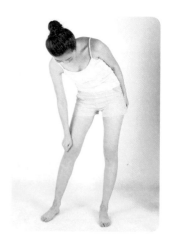

正坐在椅子上，先敲打左腿，左腳放在矮凳上，使整個下肢放鬆，或者站立彎腰。用雙手從上到下、從裡向外，再從下到上、從外向裡，由大腿到小腿進行敲打，然後再換敲右腿。一般各敲打 200 次。可防治老年性下肢麻木，增強新陳代謝，對偏癱的肢體有一定治療作用。

敲打四肢和肩部，可以促進血液循環，解除肌肉緊張，使局部關節尤其是肩、肘、腕、指、膝等關節得到適度的放鬆。由敲打所產生的震動波和衝擊波，可傳導至肌肉的深部，從而促進血液循環、增加血管的柔韌性，有利於肌肉勞損、頸椎病、關節炎的防治。

【拍打療法注意事項】

（1）敲打時全身要放鬆、自然，不要緊張，頸直胸挺，呼吸平穩，排除雜念。

（2）敲打時用力要適當。應先輕後重、先慢後快、快慢適中、不宜過猛。有病變的關節肌肉處用力可稍大些，節奏可稍快些。敲打胸腹部時動作要稍輕，不要重拍重捶，以防損傷內臟。

（3）敲打時應循序漸進，持之以恆，周到全面，不可東一下西一下地胡亂敲打。敲打最好安排在早晨起床後進行。

五、拍打瘦全身，拍哪裡就瘦哪裡

肥胖體型的人，可選用拍打法減肥，用手或工具進行，一般以手為宜，較安全。原理：行氣活血，疏經絡，通痰滯，止疼痛，解除麻木，調節神經等。

第一式：搖風擺柳

功效：收縮肚腩，打走肥腰。

準備姿勢：1.自然站立；2.兩手下垂。

※ 作法：

（1）身體先向左側旋轉擺動，兩手順勢擺動，右手掌敲打腹部左側，左手背
　　則敲打腰後部右側。

（2）身體向右側旋轉擺動，兩手也順勢擺動如上，敲打腰側部位。

（3）身體繼續從左到右旋轉擺動，左右手繼續敲打腹部及腰部，每日 1 ～ 3
　　次，每次 50 ～ 100 下。

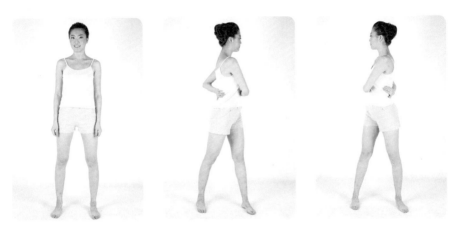

【小叮嚀】

腹部最容易出現大肚腩，這個敲打手法對減掉大肚腩和肥腰都有作用。其實經常
做腰部旋轉擺動，也可收腹降脂和預防腰部肥胖，加上敲打手法，效果更佳。若
想效果好一點，不妨稍微用力敲打。

第二式：金雞獨立

　　功效：收緊大腿，消除臀脂。

　　準備姿勢：1. 自然站立；2. 兩手下垂。

※ 作法：

（1）左膝提起至腹部，右手握拳敲打左大腿，然後回復自然站立。

（2）右膝提起，左手握拳敲打右大腿，右腿再放回原位。

（3）交替敲打左右大腿。

（4）每日 1 ～ 3 次，每次 50 ～ 100 下。

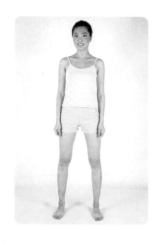 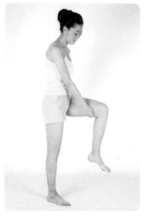 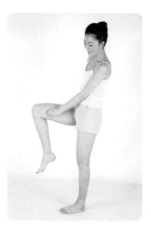

臀部和大腿是全身脂肪最易堆積的部位，即使勤做運動，上半身纖瘦了，臀部和大腿依然豐滿臃腫。這個敲打運動可以加強臀部和大腿的氣血循環，只要持之以恆，就可以收緊大腿消除臀脂。

第三式：老樹盤根

功效：收緊大小腿，敲走下肢浮腫。

準備姿勢：1. 自然站立，兩腳分開；2. 兩手下垂。

※ 作法：

（1）上半身徐徐向下彎曲至 90 度角左右，向下彎曲時，雙手握拳沿兩大腿外側敲打至小腿外側。

（2）之後，上半身慢慢向上提升至自然站位，向上升時，雙手握拳沿小腿至大腿外側敲打。

（3）每日 1 ～ 3 次，每次 30 ～ 50 下。

凡屬於水濕型肥胖的人，最容易出現下肢浮腫的症狀，還可能伴有腰痛和膝痛。這個敲打運動，既可以強化腰部和下肢肌肉，又可以打走水濕，防治下肢浮腫，而且對腰痛和膝痛也有不錯的療效。

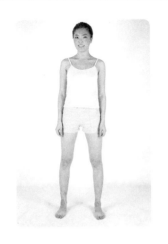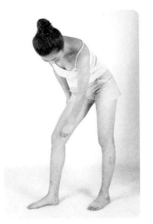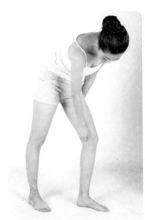

六、多做「敲打操」，擁有美麗和健康

對於白領們來說，下午 4 點或是稍微早一點，在工作不是特別忙的情況下，來到窗前，或是走到戶外，找個陽光明媚的處所，做做「敲打操」，緊張疲憊就會瞬間被拋到九霄雲外。

敲打方法：首先做 5 個上肢伸展運動，雙臂斜上舉，盡最大水準地伸展，有點像伸懶腰，伴著深呼吸，會讓體內充斥更多新鮮的氧氣。伸展的同時，最好遠眺，或是看看四周綠色的花草樹木。接下來，用適中的力度，依次敲打頭部、雙臂、大腿、小腿各 15 ～ 20 下，這樣可以更好地促進全身血液循環，敲打頭部的時候，還可以順便推拿一下頭皮、臉頰、眼睛、鼻子等。

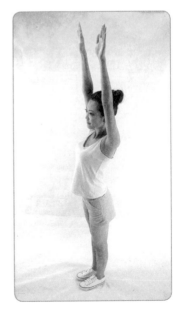

做完「敲打操」後，會發現全身非常放鬆，這時可閉上眼睛，靜靜地享受片刻溫熱的陽光，重整愉悅的心情，以更充分的精神繼續工作。

七、敲打經絡，美麗容顏不顯老

下面我們就來看一下在經絡敲打中的幾個關鍵點：

身體部位	所屬經絡	敲打、按壓功效
小指尖端	手少陰心經	經常敲打、按壓小指尖端有利於心臟健康，在感到胸悶、心慌的時候也可以用這個方法。而且在暈車、暈船的時候用力重掐小指尖端，也能迅速緩解暈車症狀。
拇指尖端	手太陰肺經	經常敲打、按壓拇指尖端有宣肺、利肺的功效，有助於維持呼吸系統健康。尤其秋季，經絡運行到手太陰肺經，更是進行呼吸系統保健的最佳時機。此外，咳嗽時用力重掐拇指尖端，還能緩解咳嗽症狀。
手掌中央	手厥陰心包經	經常用食指指關節擠壓手掌中心能促進全身血液循環，對調理月經、膚色都有一定功效。此外，如果能長期堅持這種按摩方法的話，還能保護你的心臟。
鼻翼兩側	手陽明大腸經	用食指指腹輕輕按壓鼻翼兩側對大腸的健康非常有益，便祕或腹瀉時按壓此處對症狀也有一定改善。
腳底中心	足少陰腎經	睡前敲打能提高睡眠品質，清晨敲打能帶來一天的旺盛精力。常常敲打更有利於泌尿和生殖系統健康。
膝蓋內側凹陷處	足太陰脾經	可用按摩小錘敲打或熱水熱敷。敲打時儘量用力至感到明顯酸脹。經常敲打能調理脾臟功能，並有助於增加食欲、促進消化和營養吸收。
大腿根部	足厥陰肝經	可用擦打法摩擦大腿根部至發熱，能促進肝臟造血和排毒。為避免皮膚受損，建議在潤膚露或沐浴露的滋潤下進行。
外眼角	足少陽膽經	閉眼，用中指指腹按壓外眼角是促進膽囊健康的有效方法，此外還有明目的功能。
臀橫紋中央	足太陽膀胱經	敲打臀橫紋中央有利膀胱健康，還可治療痔瘡、坐骨神經痛、便祕，並且有提臀功效。

八、經絡歌謠及敲打

敲經絡歌

舒經活絡能養生，刺激穴位妙無窮，按摩啟動自潛能，
敲打經絡來養生，養生保健防百病，自然療法持平衡，
運行氣血靠經絡，分布全身上下中，順其自然靠免疫，
養生源頭活水生，培補元氣靠智慧，做人做事循人性，
人生要義是健康，全面健康靠養生，免疫平衡抵抗力，
自然按摩經絡通，心量智慧妙無窮，自己才是好醫生，
天池指壓管頭痛，止痛最好壓膻中，風寒大腸和腎經，
風熱感冒大腸經，疏理經氣敲肝經，神瘦力乏敲腎經，
心煩易怒敲肝經，肢體沉重敲腎經，要解脾鬱敲脾經，
寬胸解鬱壓太沖，祛風明目常梳頭，睛明除病有奇功，
古人浴面擦神庭，邪氣祛除諸陽升，要降濁氣擦湧泉，
固腎壯腰醒腦神，常壓腳面揉膝蓋，點按三星人壽增，
心腦疾病壓勞宮，內關神門足三里，湧泉心泵常壓按，
一級防範心腦症，神丹妙藥心平衡，平衡心力賽吃藥，
胸腺免疫常拍打，免疫功能勝醫生，按揉胸腹調百脈，
拍打胸腹氣血通，沖門穴屬太陽脾，醒腦明目氣血平，
道家注重頭臉部，佛家重視按摩腹，醫家重視按穴位，
諸術並用顯奇功，脖子硬敲大腸經，牙病重按合谷穴，
疏通脾胃兩條經，放鬆肌肉脾胃寧，敲打按揉心包經，
排毒暢血一身輕，理氣止痛壓內關，寧心安神胃氣正，
任脈關元和氣海，強壯抗病壯陽剛，中脘能治胃諸疾，
寬心順氣壓膻中，命門壯陽還補腎，滋補脾胃陽氣升，
諸脈之海是督脈，百會升陽強記憶，順時旋轉百會穴，
寧心安神有奇功，空拳叩擊百會穴，血液循環增免疫，
交叉手指能提神，拍擊手掌腦輕鬆，敲擊足底除疲勞，
恢復全身精氣神，單腳站地強內臟，腳尖登樓血壓平，
愛生悶氣敲肝經，刷子刷腳促分泌，胃經常敲精力旺，

三陰交治婦科病，唉聲歎氣敲肝經，貧血揉按足三里，
臉色蒼白敲胃經，脾虛臉黃敲脾經，亞健康敲肝膽脾，
經絡暢通氣血盛，增強體質敲胃經，順氣血充要敲經，
要想預防糖尿病，分敲肝膽脾胃經，高血壓病能預防，
分別敲打膽腎經，氣血通暢心情好，陰陽平衡血壓降，
敲打肝腎防增生，熱水泡腳能輔助，哮喘常因愛生氣，
氣逆上返才哮喘，放鬆肌肉三陽經，關元氣海溫氣陽，
壓太沖穴敲肺肝，怨氣緩慢往下降，頭痛按壓天池穴，
天池穴在乳頭旁，腰椎病敲膀胱經，膀胱經在體背部，
膽結實症敲肝經，牙疼胃肝壓太沖，舒服健康敲經功，
堅持實踐有奇功。

1. 敲膽經

春季養生當敲膽經，肝膽相照，故可養肝。

膽經上容易冒出的毛病：

膽經出現問題會怎樣呢？口苦、喜歡唉聲歎氣、胸脅痛得不能轉身、臉像蒙了一層薄薄的灰塵、皮膚無光澤、腳面外側發熱，還會頭痛、腮痛、鎖骨窩中腫痛、腋窩腫、大脖子病、出汗打寒顫，胸、脅、肋、大腿外側、膝和小腿外側、外踝前及各關節都痛，小腳趾、次趾不能活動。

敲膽經的方法：

每天在大腿外側的 4 個穴位點用力敲打，每敲打 4 下算一次，每天敲左右大腿各 50 次，也就是左右各 200 下。由於大腿肌肉和脂肪都很厚，因此要稍微用力，而且以每秒大約 2 下的節奏敲，才能有效刺激穴位。

膽經是一條從頭到腳的經絡，其中多數的經絡都和其他經絡相鄰，唯獨在大腿外側的一段，只有一條膽經，而且這段膽經敲打起來最為順手，建議朋友們每天都敲膽經。

敲膽經比較簡單實用的方法是：坐在椅子上，一條腿放在另一條腿上，也就是我們說的「二郎腿」，然後從大腿外側跟盆骨交接處的環跳穴開始敲（這

個地方比較好找，摸一摸，有一個陷下去的小窩，就是那裡），往膝蓋的方向敲，一共 4 下。膽經是有穴位分布的，不過初學者摸不準也沒關係，將敲打點平均分布著敲就可以了。

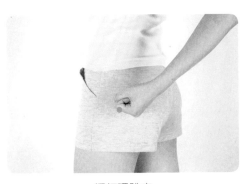

捶打環跳穴

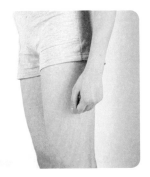

捶打中瀆穴

2.敲肝經

敲肝經的方法：

肝經在大腿的內側正中線上，只要將一條腿搬起，確保大腿內側朝上，沿著中線，自下而上敲擊便可。堅持每天敲大腿內側的肝經 3 ～ 5 分鐘。大腿上，肝經集中在大腿的內側：操作時一是可以採用平坐，一條腿平放在另一條腿上，從大腿根部一直敲打到腳部；或者平躺在床上，一

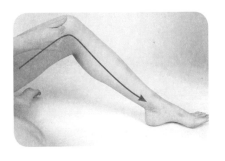

條腿伸直，另一條腿向內彎曲，然後請人幫忙敲打；每條腿 3 ～ 5 分鐘。或者使用真空拔罐器拔罐來替代。（但不要像傳統的拔罐那樣拔罐，罐留在皮膚上的時間最多 10 ～ 20 秒，甚至罐一上去就拿下來。只要皮膚有一點紅色就可以了，千萬不要拔出紅印子，沿經拔，可以 3 次或 4 次。）

3.敲胃經

大腿部胃經，敲打大腿的前表面（平面）；另外可以晚上睡覺時，放雙手在胃部做順時針轉動，意念留在胃部，做 10 分鐘。 胃經有 2 條主線和 4 條分

支，是人體經絡中分支最多的一條經絡。主要分布在頭面、胸部和腹部以及腿的外側靠前的部分。具體可見本書插頁的《實用人體經絡穴位圖》。

4. 敲心包經

敲心包經的方法：

先壓腳跟外側昆侖穴（外踝與跟腱之間的連線的中點）；你認真去找，很痛的點就對，不要很用力，但要時間長一點，每個腳壓 2 分鐘；然後平臥，用手指或掌根壓在兩乳連線的正中的膻中穴上，靜靜的冥想這一點，10 分鐘左右，如果你無法集中注意力於這一點，那麼你就坐在一個桌子的角上，讓自己的膻中穴（即兩乳連線的正中點）頂在桌子尖上（只要頂在那兒有感覺就可以了），人也可以趴在桌子上假眠 10 分鐘。按摩小錘（或者抓耙子）

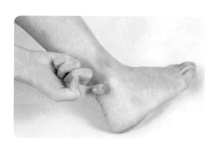

敲打昆侖穴

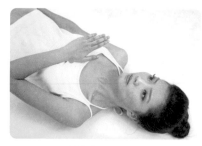

掌根按揉膻中穴

僅可作為工具而已，長短無所謂，你自己拿著方便就可以。心包經還包括其他的一些穴位，例如天池、曲澤、內關、大陵、勞宮穴等。

5. 敲腎經

敲腎經的方法：

從兩大腿內側（中心線偏後）根部開始，自上而下慢慢順序敲打至足心處，再反向敲打回大腿根部，如此反覆。每天 1 ～ 2 次，每次壓 2 ～ 3 分鐘。敲打時要稍用些力

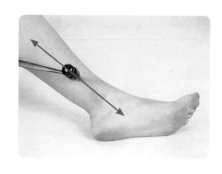

量，操作者自己感覺力度足夠並且不會造成傷害即可（如果敲打上去很痛，說明腎有問題，要堅持敲打）。雖然腎經遠不止這麼一段，但僅敲打這一段已經足夠，並且容易操作便於交流。

附錄：人體的造血時間及血流經不同臟腑的時間

內臟器官	時間
膽	23：00 — 01：00
肝	01：00 — 03：00
肺	03：00 — 05：00
大腸	05：00 — 07：00
胃	07：00 — 09：00
脾	09：00 — 11：00
心	11：00 — 13：00
小腸	13：00 — 15：00
膀胱	15：00 — 17：00
腎	17：00 — 19：00
心包	19：00 — 21：00
三焦	21：00 — 23：00

人體的造血時間是天黑以後至凌晨 2 點左右。而血流經各臟腑時間如上表所示。但在具體的生活中，在對應的時間裡你未必有空去敲打，或者當時不在合適的場合。此時不要過分擔心，只要在空閒時放鬆心情，用心享受敲打的過程，也會取得很好的效果。

敲敲打打。
激活你的
生命力

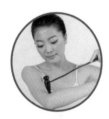

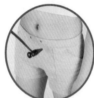

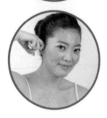

編　　著　劉明軍、張欣

發 行 人　程顯灝
總 編 輯　呂增娣
主　　編　徐詩淵
編　　輯　吳雅芳、簡語謙
美術主編　劉錦堂
美術設計　吳靖玟、劉庭安
行銷總監　呂增慧
資深行銷　吳孟蓉
行銷企劃　羅詠馨

發 行 部　侯莉莉
財 務 部　許麗娟、陳美齡
印　　務　許丁財
出 版 者　四塊玉文創有限公司

總 代 理　三友圖書有限公司
地　　址　106台北市安和路2段213號4樓
電　　話　(02) 2377-4155
傳　　真　(02) 2377-4355
E — mail　service@sanyau.com.tw
郵政劃撥　05844889 三友圖書有限公司

總 經 銷　大和書報圖書股份有限公司
地　　址　新北市新莊區五工五路2號
電　　話　(02) 8990-2588
傳　　真　(02) 2299-7900

製　　版　統領電子分色有限公司
印　　刷　鴻海科技印刷股份有限公司

初　　版　2020年4月
定　　價　新臺幣300元
Ｉ Ｓ Ｂ Ｎ　978-986-5510-15-2 （平裝）

國家圖書館出版品預行編目 (CIP) 資料

敲敲打打。激活你的生命力 / 劉明軍，張欣作. --
初版. -- 臺北市：四塊玉文創，2020.04
面；　公分
ISBN 978-986-5510-15-2(平裝)

1.穴位療法 2.經絡療法

413.915　　　　　　　　　　　　　109003981

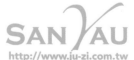

http://www.ju-zi.com.tw

三友圖書
友直 友諒 友多聞